Mohammed Alboqai
Taha Eldebss

Nova tendência na tecnologia terapêutica através da terapia da mão

Mohammed Alboqai
Taha Eldebss

Nova tendência na tecnologia terapêutica através da terapia da mão

Abordagem de Engenharia Corporal à Reabilitação de Tecidos Moles

ScienciaScripts

Imprint

Any brand names and product names mentioned in this book are subject to trademark, brand or patent protection and are trademarks or registered trademarks of their respective holders. The use of brand names, product names, common names, trade names, product descriptions etc. even without a particular marking in this work is in no way to be construed to mean that such names may be regarded as unrestricted in respect of trademark and brand protection legislation and could thus be used by anyone.

Cover image: www.ingimage.com

This book is a translation from the original published under ISBN 978-620-8-11949-2.

Publisher:
Sciencia Scripts
is a trademark of
Dodo Books Indian Ocean Ltd. and OmniScriptum S.R.L publishing group

120 High Road, East Finchley, London, N2 9ED, United Kingdom
Str. Armeneasca 28/1, office 1, Chisinau MD-2012, Republic of Moldova, Europe
Printed at: see last page
ISBN: 978-620-8-21227-8

Conteúdo

1- Especialidade em Biociências da Reabilitação, Ciência da Engenharia do Corpo, Universidade Nacional de Irbid, Irbid, Jordânia

2- Departamento de Química, Faculdade de Ciências, Universidade do Cairo, Giza 12613, Egito

Correspondência: taha_eldebss@yahoo.com, eldebss@sci.cu.edu.eg & alboqaiworld@gmail.com

Título : A nova tecnologia terapêutica através da engenharia do corpo

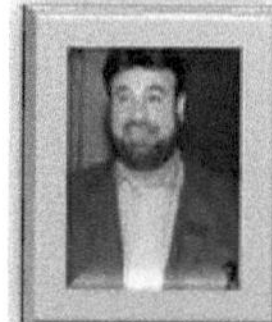

Mohammed Khaled Alboqai, doutorado

Doutoramento em Biociências, Especialização: Reabilitação global/Universidade Estatal de Kuban/Federação Russa

Fundador da Al-Baqaei World (Engenharia Corporal de Reabilitação)

Proprietário da Enciclopédia do Método de Engenharia da Carroçaria.

Professor na Universidade Nacional de Irbid, Irbid, Jordan,alboqaiworld@gmail.com

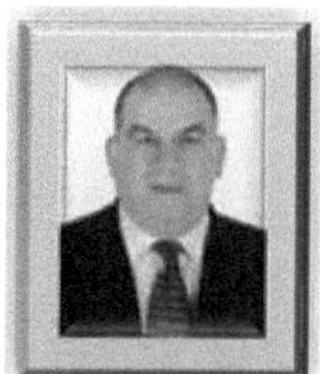

Taha M A Eldebss, Ph.D. Professor Catedrático

Vice-reitor de Estudos de Pós-Graduação e Investigação da Faculdade de Ciências da Universidade do Cairo, taha_eldebss@yahoo.com

, eldebss@sci.cu.edu.eg

Destaque (Resumo)

A engenharia corporal de reabilitação, a ciência da terapia manual que utiliza a área dos tecidos moles e os seus componentes é uma ciência alternativa e inovadora para o tratamento de um grande número de doenças que estão em comum com outros métodos de tratamento conhecidos, para além da sua utilidade no tratamento de algumas doenças que não podem ser tratadas por estes métodos conhecidos, onde se baseia na pressão sobre a área macia de uma determinada forma para melhorar as funções dos órgãos do corpo [1].

Além disso, a inteligência artificial pode ser aplicada a muitos módulos de robôs de reabilitação manual, o que pode não só expandir as funções dos robôs de reabilitação manual, melhorar a precisão, a eficácia e a sabedoria dos dispositivos, mas também reduzir a pressão sobre os recursos médicos e melhorar o conforto e o divertimento dos doentes durante a reabilitação. Para além disso, a inteligência artificial pode também ser aplicada à colaboração homem-robô dos robôs de reabilitação manual, principalmente no modo de treino assistido.

Embora os robôs de reabilitação tenham algumas vantagens, apresentam muitas desvantagens[1a], enquanto a ciência da terapia manual que utiliza a área dos tecidos moles é um método promissor no futuro, como mostra a figura 1.

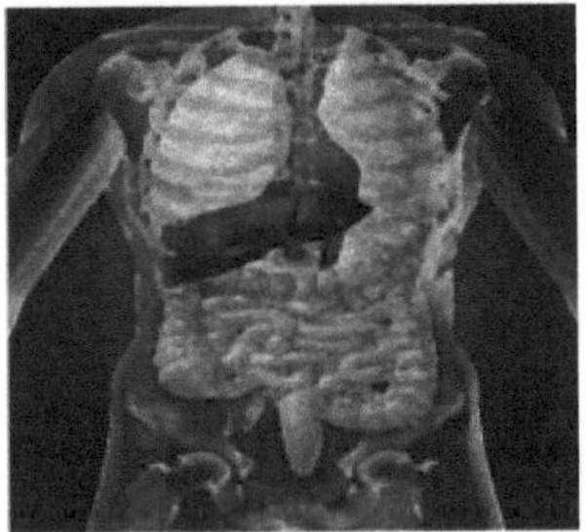

Figura 1. Uma vista frontal mostrando a zona mole, o início e o fim de todos os tratamentos na engenharia analítica do corpo

Palavras-chave: Tecnologia Terapêutica, Engenharia do Corpo, Engenharia do Corpo e área dos tecidos moles

Introdução

A saúde desempenha um papel essencial na vida de uma pessoa, uma vez que afecta todos os aspectos da sua vida, desde a sua capacidade de trabalhar e produzir até à sua capacidade de desfrutar da sua vida A saúde é, naturalmente, uma coroa na cabeça das pessoas saudáveis, e só os doentes conhecem o seu valor e a sua importância e o ser humano deve manter uma boa saúde física para poder desfrutar de uma boa saúde mental e intelectual, como não, quando uma mente saudável reside sempre num corpo saudável O corpo e a mente estão em constante interligação. Uma pessoa não pode trabalhar, pensar e criar se estiver cansada e doente, e não o pode fazer se o seu pensamento e a sua mente estiverem esgotados [1, 2].

Para além disso, a propagação de doenças resultantes sobretudo da revolução tecnológica, os acidentes de trabalho, os acidentes de viação e as lesões daí resultantes, o mundo dos medicamentos químicos, dos antibióticos, das intervenções cirúrgicas que podem prescindir de um membro do corpo e os seus efeitos secundários na saúde humana. Não há doença sem cura... era necessário procurar uma forma de sair destas doenças resultantes de doença, erro, acidente ou qualquer outra razão. Por isso, foi necessário pesquisar, estudar, trabalhar arduamente e viajar para qualquer parte do mundo. Com base nos resultados das nossas recentes pesquisas e na rejeição categórica da afirmação de que não há tratamento, não há cura, continuámos a nossa investigação relacionada com a terapia manual [1,2], e a pesquisa e exploração acompanhadas pela experiência levaram-nos a uma compreensão muito profunda da importância dos órgãos internos do nosso corpo, pelo que designámos a zona dos tecidos moles e considerámo-la uma zona controladora da energia que lhe é inerente, chegámos a uma regra de ouro que dita que todos os tratamentos devem começar e terminar nesta zona, conduzindo a um tratamento complementar preventivo [1,2] longe dos medicamentos químicos e da medicina cirúrgica. procurámos publicar a série de Engenharia Corporal de Reabilitação para as ciências da terapia da mão, intitulada a área dos tecidos moles, como complemento e reforço do primeiro trabalho científico[1,2], através do qual o leitor ficará a conhecer os pormenores desta área.
Tudo isto com o objetivo de levar o leitor a uma compreensão preliminar da zona dos tecidos moles, da sua importância, dos seus segredos, dos milagres e dos segredos que nela se encontram. E, focando as ciências terapêuticas afins e a investigação científica, conhecer os diferentes métodos de exame, diagnóstico e tratamento partindo desta região e regressando a ela. Depois de ter acompanhado pessoalmente muitos casos e o seu sucesso na recuperação, que serão mencionados mais adiante. Constatamos que as técnicas de engenharia corporal de reabilitação, a partir da zona mole e pelas mãos do Dr. M K Al-Boqai [1,2], ajudaram cerca de 17 000 pessoas em todo o mundo a viver uma vida feliz e saudável, sem dores e desconforto, simples, segura e eficaz. Este esforço surgiu na sequência dos esforços de investigação e dos resultados científicos da terapia manual. No âmbito da técnica de engenharia corporal de reabilitação, especialmente na área dos tecidos moles, para a acrescentar ao tratamento único da abordagem jordana e apresentar a outros estas ciências de acordo com a base científica aplicada e a experiência de décadas. Depois de a engenharia corporal ter provado a sua eficácia no tratamento de muitas doenças e lesões que chegaram ao ponto de desespero de serem curadas, e que a medicina tradicional diagnosticou com a afirmação de que não há tratamento, não há cura. Trata-se de uma mudança qualitativa na ciência da terapia manual, uma vez que lida com o corpo como um todo e não com um órgão isolado, o que torna a avaliação da condição, o diagnóstico e, em seguida, o tratamento um método eficaz para doenças que não têm tratamento, longe dos medicamentos químicos e da medicina cirúrgica, numa base científica que pode ser comprovada com provas científicas, de modo a ocupar o seu lugar entre as doenças. Que se preocupa com a saúde e a segurança humana. A ideia de editar este trabalho surgiu para ser uma

fonte de conhecimento científico para os interessados e investigadores sobre uma das mais importantes técnicas de terapia manual que incide sobre a zona mole com base na resolução de vários problemas e doenças físicas e orgânicas. A obra inclui exemplos de pessoas de países locais, árabes e estrangeiros que foram curadas no Centro Al Boqai durante diferentes períodos, depois de a medicina ter deixado de encontrar uma cura para elas e depois de os doentes terem entrado num ciclo de desespero e frustração[1].

1 A terapia manual como modalidade de tratamento eficaz na área dos tecidos moles

Reconhecendo que todas as doenças têm potencialmente uma cura, o nosso livro centrou-se na terapia manual como uma modalidade de tratamento eficaz. A terapia manual tem-se revelado eficaz no tratamento da dor músculo-esquelética e de outras perturbações, actuando sobre as estruturas internas do corpo e sobre os tecidos moles [3]. Através de uma extensa investigação, identificámos a área dos tecidos moles como uma região crítica para a intervenção terapêutica. Esta área desempenha um papel central na regulação do fluxo de energia do corpo, que é essencial para a saúde geral [4].

As nossas conclusões sugerem que os tratamentos devem começar e terminar na área dos tecidos moles, integrando terapias complementares e preventivas que evitem a necessidade de medicamentos químicos ou procedimentos cirúrgicos invasivos [5]. Ao centrar-se nos processos naturais de cura do corpo, a terapia manual pode abordar as causas profundas de várias doenças, promovendo uma saúde holística

Desenvolvemos a série Rehabilitation Body Engineering [2], com um foco particular na área dos tecidos moles, para servir de guia abrangente para clínicos e investigadores.

Este trabalho baseia-se em estudos anteriores, fornecendo informações detalhadas sobre o papel da área dos tecidos moles na saúde e na doença [6]. A série tem como objetivo estabelecer uma base científica sólida para as técnicas de terapia manual que abordam eficazmente as disfunções físicas e orgânicas

A abordagem holística da terapia manual considera o corpo como um todo integrado, em vez de se concentrar em sintomas ou órgãos isolados [7]. Esta perspetiva é particularmente valiosa para doenças que a medicina tradicional pode ter dificuldade em tratar eficazmente, como a dor crónica e as perturbações funcionais. Ao tratar o corpo de forma holística, a terapia manual pode oferecer uma alternativa viável aos métodos convencionais, especialmente para pacientes que não responderam bem a tratamentos farmacêuticos ou cirúrgicos [8]

O sucesso atual da terapia manual no tratamento de condições complexas sublinha o seu potencial como opção terapêutica corrente. Esta abordagem assenta em princípios científicos rigorosos e numa prática baseada em evidências, o que a torna uma solução credível e eficaz para vários problemas de saúde [9]. A publicação do nosso trabalho na área dos tecidos moles procura promover este campo, fornecendo um recurso valioso para os profissionais de saúde e contribuindo para uma compreensão mais alargada do papel da terapia manual na medicina moderna

2 . Quadro metodológico

O conceito de engenharia corporal de reabilitação e ciências da terapia manual evoluiu a partir de uma compreensão abrangente da importância de um estilo de vida saudável - incluindo dieta, hidratação e exercício - e de uma exploração aprofundada das funções e interconexões dos órgãos internos e das vísceras [10] e da sua estreita ligação à saúde e à doença, tendo depois o sonho crescido e as ciências desenvolvido para se tornarem engenharia corporal de reabilitação e ciências da terapia manual [1],

3 . Este domínio assenta em vários princípios fundamentais.

Um princípio central desta ciência é a noção de que cada parte do corpo humano possui uma forma de memória somática que responde a estímulos externos. Esta memória está intimamente ligada ao que designámos por "zona de tecidos moles", que funciona como um centro cerebral secundário [11]. Esta zona faz parte do sistema nervoso entérico, que se estende do esófago ao ânus, e compreende uma rede complexa de células nervosas, proteínas e neurotransmissores. Estes elementos facilitam a comunicação direta com o cérebro e permitem que o sistema nervoso entérico funcione de forma semi-independente. Regula principalmente as funções involuntárias do corpo, como a digestão, o ritmo cardíaco, a respiração e a micção [12].

A oxigenação é outro fator crítico neste contexto. A privação crónica de oxigénio pode levar a danos celulares e atrofia, particularmente em órgãos com elevada necessidade de oxigénio, como o fígado, o baço, o pâncreas, os rins, o coração e os pulmões [13]. Dado que o cérebro dá prioridade às suas próprias necessidades de oxigénio, outras regiões do corpo podem sofrer uma redução do fornecimento de oxigénio, levando à disfunção celular, à atrofia dos tecidos e ao aparecimento de várias doenças [14].

4 O impacto da área dos tecidos moles na função cerebral

A saúde mental não é determinada apenas pelo cérebro; a área dos tecidos moles também desempenha um papel significativo [15]. Numerosos estudos identificaram uma forte correlação entre a saúde gastrointestinal e a saúde mental, particularmente em condições como a depressão, a ansiedade e outras perturbações do humor [16].

A integração desta compreensão na terapia manual marca um avanço significativo neste domínio, uma vez que enfatiza o tratamento do corpo de forma holística em vez de se concentrar em órgãos isolados. Esta abordagem permite um diagnóstico mais exato e um tratamento eficaz de condições que são frequentemente resistentes às terapias convencionais, tais como medicamentos químicos e intervenções cirúrgicas [17].

5 A área dos tecidos moles:

5.1 Definição e significado

A área dos tecidos moles refere-se à cavidade abdominal, localizada por baixo da cavidade torácica e por cima da cavidade pélvica, onde se encontram o estômago e outros órgãos vitais [18]

Esta região é desprovida de estruturas ósseas, o que a torna particularmente importante para a saúde física e mental. Estudos recentes sublinharam a sua importância como indicador-chave da saúde geral e como ponto focal no tratamento de várias doenças agudas e crónicas. Estas incluem enxaquecas, dores no pescoço e no peito, dores lombares, problemas respiratórios (por exemplo, asma, bronquite crónica), fadiga crónica e perturbações digestivas (por exemplo, gastrite, disfunção hepática, indigestão, perturbações intestinais) [19]

Os tecidos moles desempenham um papel crucial na ligação, suporte e envolvência dos órgãos do corpo. Estes tecidos, que incluem gordura, músculo, nervos, vasos sanguíneos, ligamentos, tendões e outros tecidos fibrosos, estão omnipresentes em todo o corpo e são essenciais para manter a integridade estrutural e a função [20].

5.2 Componentes da área dos tecidos moles

1-Estômago: O estômago é um órgão muscular oco que faz parte integrante do sistema digestivo. Localizado entre o esófago e o duodeno, tem como função principal digerir os alimentos através de meios mecânicos e químicos [21,32]. As enzimas gástricas e o ácido clorídrico decompõem os alimentos em quimo, que é depois impulsionado para o duodeno pelo esfíncter pilórico. A posição do estômago é no quadrante superior esquerdo da cavidade abdominal, adjacente ao diafragma, pâncreas e outras estruturas.

No sistema digestivo humano, a dentada (uma massa pequena e redonda de alimento mastigado) entra no estômago através do esófago pelo esfíncter esofágico inferior. O estômago segrega proteases (enzimas que digerem as proteínas, como a pepsina), que matam ou inactivam as bactérias e proporcionam um pH ácido para que as proteases do ácido clorídrico possam atuar. O alimento é misturado pelo estômago através de contracções musculares na parede, denominadas peristaltismo. Isto reduz o tamanho da dentada, antes de esta se enrolar no chão do estômago e no corpo do estômago, onde a dentada é convertida em quimo (alimento parcialmente digerido). O quimo passa lentamente através do esfíncter pilórico para o duodeno e para o intestino delgado, onde começa a extração dos nutrientes. O suco gástrico contém pepsinogénio. O ácido clorídrico ativa esta forma inativa da enzima, transformando-a na forma ativa, a pepsina. A pepsina decompõe as proteínas em polipéptidos[21,32].

2. Pâncreas:

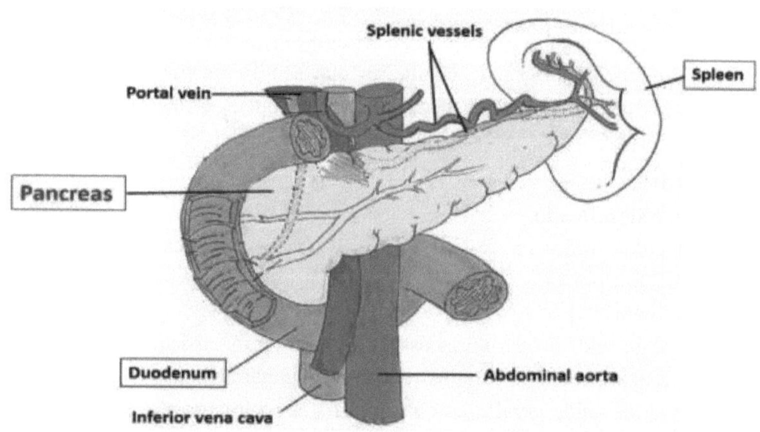

O pâncreas, situado atrás do estômago, é um órgão esponjoso com funções endócrinas e exócrinas [3]. Produz enzimas digestivas, como a tripsina, a quimotripsina, a amilase e a lipase, que são essenciais para a decomposição de proteínas, hidratos de carbono e gorduras. O pâncreas também segrega hormonas como a insulina e o glucagon, que regulam os níveis de açúcar no sangue. As suas secreções exócrinas entram no duodeno através do ducto pancreático, fundindo-se com a bílis do fígado para ajudar a digestão.

Está rodeado por outros órgãos, incluindo o intestino delgado, o fígado e o baço. É esponjoso, tem cerca de 15 a 20 cm de comprimento e tem a forma de uma pera achatada ou de um peixe estendido horizontalmente ao longo do abdómen. A parte larga, denominada cabeça do pâncreas, está posicionada em direção ao centro do abdómen. A cabeça do pâncreas está localizada na junção entre o estômago e a primeira parte do intestino delgado. É aqui que o estômago esvazia os alimentos parcialmente digeridos para o intestino e o pâncreas liberta enzimas digestivas para estes conteúdos. A secção central do pâncreas é designada por pescoço ou corpo, a extremidade fina é designada por cauda e estende-se para o lado esquerdo. Quase todo o pâncreas (95%) é constituído por tecido exócrino que produz enzimas pancreáticas para a digestão. O tecido restante é constituído por células endócrinas chamadas ilhéus de Langerhans. Estes aglomerados de células têm o aspeto de uvas e produzem hormonas que regulam o açúcar no sangue e as secreções pancreáticas. Funções do pâncreas Um pâncreas saudável produz as substâncias químicas corretas, nas quantidades adequadas e nos momentos certos, para digerir os alimentos que ingerimos [3].

Função exócrina:

O pâncreas contém glândulas exócrinas que produzem enzimas importantes para a digestão. Estas enzimas incluem a tripsina e a quimotripsina para digerir as proteínas; a amilase para a digestão dos hidratos de carbono; e a lipase para decompor as gorduras. Quando os alimentos entram no estômago, estes sucos pancreáticos são libertados para um sistema de ductos que culmina no ducto pancreático principal. O ducto pancreático junta-se ao ducto biliar comum para formar a ampola de Vater, que está localizada na primeira porção do intestino delgado, chamada duodeno. O ducto biliar comum tem origem no fígado e na vesícula biliar e produz outro importante suco digestivo chamado bílis1. Os sucos pancreáticos e a bílis, que são libertados no duodeno, ajudam o corpo a digerir gorduras, hidratos de carbono e proteínas[3].

Função endócrina:

A componente endócrina do pâncreas é constituída por células dos ilhéus (ilhéus de Langerhans) que criam e libertam hormonas importantes diretamente na corrente sanguínea. Duas das principais hormonas pancreáticas são a insulina, que actua para baixar o açúcar no sangue, e o glucagon, que actua para aumentar o açúcar no sangue. A manutenção de níveis adequados de açúcar no sangue é crucial para o funcionamento de órgãos-chave, incluindo o cérebro, o fígado e os rins. A bílis é uma mistura constituída principalmente por colesterol, bilirrubina e sais biliares [3].

3. **Fígado:** O fígado é o maior órgão sólido do corpo e desempenha um papel crucial

na desintoxicação, no metabolismo e na digestão [14]. Produz bílis, processa nutrientes do sangue e desintoxica substâncias nocivas. O fígado está localizado na parte superior direita da cavidade abdominal e desempenha mais de 500 funções, incluindo a produção de bílis, a regulação da glucose e a síntese de proteínas.

Funções do fígado

O fígado regula a maioria dos níveis químicos no sangue e excreta um produto chamado bílis [35, 36], que é um líquido verde ou amarelo claro que ajuda a decompor os alimentos ingeridos. Isto ajuda a transportar os produtos residuais do fígado. Todo o sangue que sai do estômago e dos intestinos passa pelo fígado. O fígado processa este sangue. Ele decompõe, equilibra e cria os nutrientes. Também decompõe os medicamentos em formas que são mais fáceis de utilizar pelo resto do corpo. Mais de 500 funções vitais foram identificadas no fígado. Algumas das funções mais conhecidas incluem[35, 36]:

1-Produção de bílis. Esta ajuda a transportar os resíduos e a decompor as gorduras no intestino delgado durante a digestão

2- **Produção de determinadas proteínas** para o plasma sanguíneo

3- **Produção de colesterol e de proteínas especiais** para ajudar a transportar as gorduras através do corpo 4-Conversão **do excesso de glicose em glicogénio para armazenamento**. (Este glicogénio pode mais tarde ser convertido novamente em glicose para obter energia).

5- **Equilíbrio e produção de glicose** em função das necessidades.

6- **Regulação dos níveis sanguíneos de aminoácidos**. Estes formam os blocos de construção das proteínas 7- **Processamento da hemoglobina para distribuição do seu conteúdo de ferro**. (O fígado armazena ferro.) 8-Conversão **do amoníaco venenoso em ureia**. (A ureia é um dos produtos finais do metabolismo das proteínas que é excretado na urina).

9-Limpeza **do sangue de medicamentos** e outras substâncias tóxicas

10-Regulação **da coagulação sanguínea**

11-Resistir a **infecções** através da produção de factores imunitários e da remoção de determinadas bactérias da corrente sanguínea

12-Limpeza **da bilirrubina**. A acumulação de bilirrubina torna a pele e os olhos amarelos. 4. **Baço:** O baço faz parte do sistema linfático e está localizado na parte superior esquerda do abdómen [10,37]. Está envolvido na filtragem do sangue, no armazenamento de glóbulos vermelhos e na produção de glóbulos brancos que são cruciais para as respostas imunitárias. A estrutura do baço inclui a polpa branca, que está envolvida na função imunitária, e a polpa vermelha, que filtra o sangue e remove os glóbulos vermelhos velhos.

5. **Vesícula biliar:** A vesícula biliar, um órgão em forma de pera por baixo do fígado, armazena e concentra a bílis produzida pelo fígado. Liberta bílis no intestino delgado para ajudar na digestão das gorduras [6]. Os cálculos biliares podem formar-se se a composição química da bílis ficar desequilibrada, podendo causar dor e problemas digestivos.

Se o equilíbrio químico da bílis se desequilibrar ligeiramente, o colesterol pode cristalizar-se e aderir à parede da vesícula biliar. Com o tempo, estes cristais podem combinar-se e formar cálculos biliares. Os cálculos biliares podem variar entre o tamanho de um grão de areia e o de uma bola de golfe. Quando a vesícula biliar injecta bílis no intestino delgado, a via biliar principal pode ficar bloqueada por estes cálculos cristalinos. Isto pode causar pressão, dor e náuseas, especialmente após as refeições. Os cálculos biliares podem causar dor súbita na parte superior direita do abdómen, designada por ataque da vesícula biliar (ou cólica biliar). Na maioria dos casos, porém, as pessoas com cálculos biliares não se apercebem que os têm [38].

6. **Rins:**

Os rins são órgãos em forma de feijão localizados abaixo da caixa torácica, responsáveis pela filtragem do sangue para produzir urina, equilibrar os electrólitos e manter a homeostase geral dos fluidos [12, 39]. Cada rim contém aproximadamente um milhão de nefrónios, que filtram o sangue e gerem a eliminação de resíduos. Os rins também produzem hormonas essenciais para regular a tensão arterial e a produção de glóbulos vermelhos.

A urina passa dos rins para a bexiga através de dois tubos finos de músculo chamados ureteres,

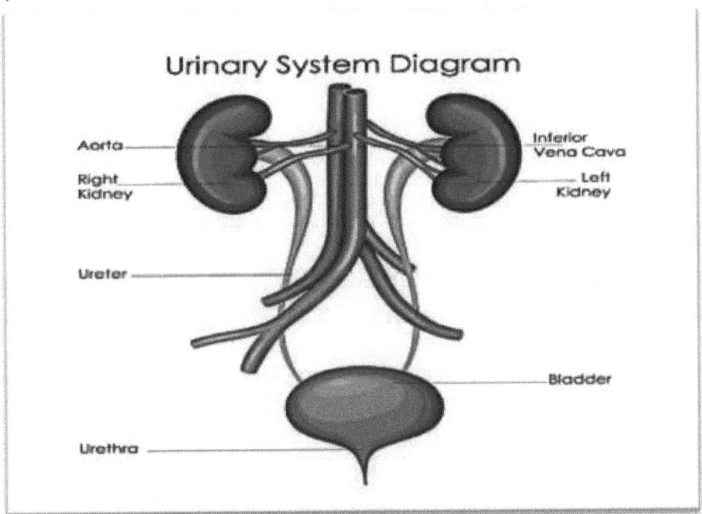

Figura 7

um de cada lado da bexiga. A bexiga armazena a urina. Os rins, os ureteres e a bexiga fazem parte do trato urinário. Os rins também eliminam o ácido produzido pelas células do corpo e mantêm um equilíbrio saudável de água, sais e minerais - como o sódio, o cálcio, o fósforo e o potássio no sangue. Sem este equilíbrio, os nervos, os músculos e outros tecidos do corpo podem não funcionar normalmente. os rins também produzem hormonas que ajudam a: controlar a pressão arterial produzir glóbulos vermelhos manter os ossos fortes e saudáveis[12, 39].

Cada um dos rins é composto por cerca de um milhão de unidades de filtragem chamadas néfrons. Cada néfron inclui um filtro, chamado glomérulo, e um túbulo. **Os nefrónios funcionam através de um processo em duas etapas:**

1   O glomérulo filtra o sangue [39a]
2   O túbulo devolve ao sangue as substâncias necessárias e elimina os resíduos.

O sangue entra no rim através da artéria renal. Este grande vaso sanguíneo ramifica-se em vasos sanguíneos cada vez mais pequenos até o sangue chegar aos nefrónios. No néfron, o sangue é filtrado pelos pequenos vasos sanguíneos dos glomérulos e depois sai do rim através da veia renal. O sangue circula pelos rins muitas vezes por dia. Num único dia, os rins filtram cerca de 150 litros de sangue. A maior parte da água e outras substâncias que passam pelos glomérulos

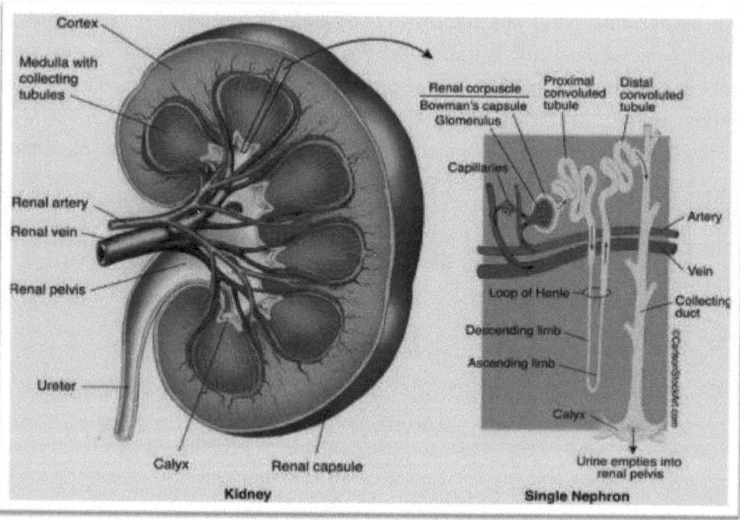

Figura 8

são devolvidos ao sangue pelos túbulos, um tubo longo, estreito, dobrado ou enrolado que se estende desde o estômago até ao intestino grosso; é a região onde ocorre a maior parte da digestão e absorção dos alimentos. Tem cerca de 6,7 a 7,6 metros de comprimento. É habitual distinguir-se três regiões sucessivas do intestino delgado: duodeno, jejuno e íleo. Estas regiões formam um tubo contínuo e, embora cada zona apresente certas diferenças caraterísticas, não existem separações nitidamente marcadas entre elas. A primeira zona, o duodeno, é adjacente ao estômago; tem apenas 23 a 28 cm de comprimento e o diâmetro mais largo. . A segunda região, o jejuno, na secção central do abdómen, compreende cerca de dois quintos do restante trato. O íleo está localizado na parte inferior do abdómen. O intestino delgado é revestido por pequenas projecções semelhantes a dedos, conhecidas como vilosidades. Estas estruturas aumentam consideravelmente a superfície de secreção e absorção. As paredes do intestino delgado albergam numerosas glândulas microscópicas. As secreções das glândulas de Brunner, na submucosa do duodeno, têm como função principal proteger as paredes intestinais dos sucos gástricos. É a secção posterior do intestino, constituída normalmente por quatro regiões: o ceco, o cólon, o reto e o ânus. O termo cólon é por vezes utilizado para designar todo o intestino grosso. O intestino grosso é mais largo e mais curto do que o intestino delgado (aproximadamente 1,5 metros, ou 5 pés, de comprimento em comparação com 6,7 a 7,6 metros, ou 22 a 25 pés, de comprimento para o intestino delgado) e tem uma parede interna lisa. Na metade proximal ou superior do intestino grosso, as enzimas do intestino delgado completam o processo digestivo e as bactérias produzem vitaminas do complexo B (B12, tiamina e riboflavina) e vitamina K. No entanto, a principal função do intestino grosso é a absorção de água e electrólitos dos resíduos digestivos (um processo que normalmente demora 24 a 30 horas) e o armazenamento da matéria fecal até poder ser expelida

7. Intestino delgado:

O intestino delgado é um tubo enrolado que se estende desde o estômago até ao intestino grosso. Tem aproximadamente 6,7 a 7,6 metros de comprimento e é composto por três secções: o duodeno, o jejuno e o íleo [12]. As suas principais funções são a digestão e a absorção de nutrientes, facilitadas por vilosidades e microvilosidades que aumentam a área de superfície.

8. Intestino grosso:

O intestino grosso, que inclui o ceco, o cólon, o reto e o ânus, é responsável pela absorção de água e electrólitos da matéria alimentar indigesta remanescente e pela formação de resíduos sólidos [13]. O cólon alberga um ecossistema microbiano complexo, que é crucial para a fermentação de hidratos de carbono não digeridos e para a produção de vitaminas como a vitamina K.

6. Princípios de Engenharia Corporal em Reabilitação

A engenharia do corpo encara o corpo humano como um sistema integrado e não como órgãos separados. Esta perspetiva reconhece a interligação dos órgãos e o seu impacto uns nos outros. Aqui está uma visão geral das principais relações entre os órgãos e as suas implicações para o tratamento:

1. Rins e bexiga

Rins: Órgãos em forma de feijão localizados abaixo da caixa torácica. Filtram o sangue para eliminar as toxinas e o excesso de água, formando a urina. Os rins saudáveis também produzem hormonas essenciais para a saúde dos ossos e do sangue [7].

Bexiga: Um órgão oco que armazena a urina. Recebe a urina dos rins através dos ureteres e expulsa-a através da uretra. Uma bexiga saudável pode conter 300-500 ml de urina [13].

Ligação: Os rins (órgão sólido) e a bexiga (órgão oco) estão inter-relacionados na regulação do equilíbrio hídrico, no armazenamento de energia e na produção de medula óssea. Os problemas renais podem levar à acumulação de fluidos nos pulmões e a ossos fracos. As terapias de engenharia corporal, como a drenagem linfática, tratam destes desequilíbrios [22].

2. **Baço e Estômago**

3.

Baço: Órgão sólido envolvido na filtragem do sangue e na resposta imunitária [8].

Estômago: Um órgão oco responsável pela digestão e armazenamento de alimentos [4]

Ligação: As doenças que afectam o baço também têm impacto no estômago e vice-versa. O tratamento pode envolver o tratamento da fraqueza muscular e da retenção de líquidos através de métodos de engenharia corporal. Factores psicológicos como a ansiedade também influenciam a saúde do baço [11].

2. fígado e vesícula biliar

Fígado: A maior glândula do corpo, localizada no lado direito do abdómen. Produz bílis e desempenha várias funções metabólicas [14]

Vesícula biliar: Armazena a bílis produzida pelo fígado e liberta-a no intestino delgado [7]. Ligação: O fígado e a vesícula biliar influenciam a saúde um do outro. Os desequilíbrios podem levar a problemas nos tendões e nos órgãos periféricos. O tratamento da saúde do fígado pode ajudar a gerir condições relacionadas e melhorar a força geral [20].

4. **Intestino delgado e coração**

Intestino delgado: Um órgão oco envolvido na absorção de nutrientes [17]

Coração: Um órgão sólido que bombeia sangue para todo o corpo [18]

Ligação: As doenças cardíacas podem estar relacionadas com a saúde do intestino delgado e vice-versa. O stress e a alegria podem ter impacto na função cardíaca, influenciando a saúde mental. Os tratamentos podem envolver a melhoria da saúde do intestino delgado para apoiar a função cardíaca e vice-versa [3].

5. **Pulmões e intestino grosso**

Pulmões: Órgãos sólidos responsáveis pela respiração e regulação de fluidos [21]

Intestino grosso: Um órgão oco envolvido no processamento de resíduos e na absorção de água [13]. Ligação: A saúde dos pulmões afecta a função do cólon e vice-versa. A retenção de fluidos e os problemas respiratórios podem ser geridos através de métodos de engenharia corporal, que abordam ambos os órgãos [8].

6. **Esta ciência baseia-se em princípios básicos importantes:**

Cada parte do corpo humano contém uma memória mental que responde a estímulos externos e está diretamente ligada ao segundo centro do cérebro a que chamámos a área dos tecidos moles, (que é um sistema nervoso que se estende do esófago ao ânus) [22] porque tem um sistema nervoso pequeno, devido à presença de bainhas de células nervosas que revestem o esófago, o estômago, o intestino delgado e o cólon, como parte integrante deles, É constituído por uma rede complexa de células nervosas, proteínas e neurotransmissores que ajudam a área mole a comunicar diretamente com o cérebro e permite que o segundo centro cerebral actue independentemente, ou seja, o sistema de controlo funciona principalmente de forma involuntária e regula funções corporais como a digestão, a micção, o ritmo cardíaco, a respiração e outras. Além de fornecer oxigénio ao corpo, uma vez que a falta constante de oxigénio leva a danos e atrofia das células, especialmente nos órgãos que necessitam de um grande fornecimento de oxigénio, incluindo o fígado, o baço, o pâncreas, os rins, o músculo cardíaco e os pulmões, porque o corpo fornece primeiro o oxigénio necessário ao cérebro, Por isso, outras áreas do corpo são afectadas pela falta de oxigénio e, consequentemente, algumas células atrofiam e morrem, enquanto as restantes são incapazes de realizar a sua atividade. Assim, o corpo é afetado pelo desequilíbrio resultante do mau funcionamento dos órgãos e, consequentemente, surgem várias doenças

O conceito de engenharia corporal de reabilitação e de ciências da terapia manual evoluiu a partir de uma compreensão abrangente da importância de um estilo de vida saudável - incluindo dieta, hidratação e exercício - e de uma exploração aprofundada das funções e interligações dos órgãos internos e das vísceras [10]. Este domínio baseia-se em vários princípios fundamentais.

Um princípio central desta ciência é a noção de que cada parte do corpo humano possui uma forma de memória somática que responde a estímulos externos. Essa memória está intimamente ligada ao que chamamos de "área de tecido mole", que funciona como um centro cerebral secundário [11]. Esta zona faz parte do sistema nervoso entérico, que se estende desde o esófago até ao ânus, e é constituída por uma rede complexa de células nervosas, proteínas e neurotransmissores. Estes elementos facilitam a comunicação direta com o cérebro e permitem que o sistema nervoso entérico funcione de forma semi-independente. Regula principalmente as funções involuntárias do corpo, como a digestão, o ritmo cardíaco, a respiração e a micção [12]

A oxigenação é outro fator crítico neste contexto. A privação crónica de oxigénio pode levar a danos celulares e atrofia, particularmente em órgãos com elevada necessidade de oxigénio, como o fígado, o baço, o pâncreas, os rins, o coração e os pulmões [13], porque o cérebro dá prioridade às suas próprias necessidades de oxigénio, outras regiões do corpo podem sofrer de um fornecimento reduzido de oxigénio, levando à disfunção celular, à atrofia dos tecidos e ao aparecimento de várias doenças [14].

8. Terapia energética

A terapia energética, um aspeto fundamental da engenharia corporal, baseia-se no princípio de que o fluxo de energia do corpo tem impacto na saúde. O equilíbrio correto desta energia é crucial para o bem-estar. A terapia energética envolve várias técnicas manuais para melhorar o fluxo de bioenergia, tratando de questões de saúde física e mental [14a]... Esta abordagem holística tem como objetivo restaurar o equilíbrio e melhorar a saúde geral.

9. Compreender a terapia energética

Vias de Energia (Meridianos): As vias energéticas, ou meridianos, são análogas ao sistema circulatório, mas transportam energia vital chamada Qi (pronuncia-se "chee") em vez de sangue. Estas vias são funcionais, não anatómicas, e não são visíveis após dissecação [14a]. São canais conceptuais que distribuem a energia por todo o corpo, tal como as artérias e as veias distribuem o sangue. Qualquer desequilíbrio nestas vias, quer seja interno ou externo, pode perturbar o fluxo de energia e contribuir para a doença.

10. Princípios Básicos da Cura Energética

* **Bioenergia**: Uma força invisível presente em todos os organismos vivos [14a].
* **Equilíbrio energético**: A saúde mantém-se quando a bioenergia está equilibrada.
* **Bloqueio de energia**: O stress, as emoções negativas e as lesões físicas podem obstruir o fluxo de bioenergia.
* Medicina energética: Técnicas destinadas a melhorar o fluxo bioenergético para melhorar a saúde e o bem-estar [14a].

11. Benefícios da terapia energética

Acredita-se que **a terapia energética** trata de várias condições de saúde, melhorando o fluxo de bioenergia:

* **Dor crónica**: Alivia a dor de doenças como a artrite e a gota [8].
* **Ansiedade e depressão**: Ajuda a gerir os sintomas de ansiedade e depressão [16].
* Distúrbios do sono: Melhora a qualidade do sono.
* Problemas digestivos: Alivia problemas como a diarreia e a obstipação [17].
* Doenças auto-imunes: Reforça o sistema imunitário [14a].

12. Vias de energia e suas localizações

As vias energéticas estendem-se pela superfície e pelo interior do corpo. Podem ser encontrados no rosto, cabeça, peito, costas, abdómen e extremidades. A engenharia corporal encara a ciência da energia de forma diferente das abordagens tradicionais, realçando a importância da área dos tecidos moles nas vias energéticas. Um tratamento eficaz implica concentrar-se nesta área para garantir uma cura abrangente [14a].

13. Principais vias energéticas

* **Via pulmonar**: Estende-se desde o tórax até aos dedos médio e mindinho.
* **Via Cardíaca**: Estende-se desde o coração até ao polegar.
* **Via gástrica**: Estende-se desde o estômago até ao dedo mindinho.
* **Via Hepática**: Estende-se desde o fígado até ao dedo indicador.
* **Via esplénica**: Estende-se desde o baço até ao dedo indicador.
* **Via Renal**: Estende-se desde os rins até aos dedos médio e mindinho.
* **Via da bexiga**: Estende-se desde a bexiga até ao polegar.
* **Via biliar**: Estende-se desde a vesícula biliar até ao dedo indicador.
* **Via pancreática**: Estende-se desde o pâncreas até ao dedo indicador.

Todas as vias de energia interagem com a área dos tecidos moles ou estão próximas dela. Para um tratamento eficaz, é necessário abordar esta área para ativar e equilibrar o fluxo de energia [14a].

14. Terapia das mãos

A terapia manual envolve a aplicação de pressão em pontos específicos do corpo para aliviar a tensão, melhorar o fluxo de energia e promover a saúde geral. Este método, com raízes na antiga medicina chinesa, japonesa e oriental, é único na sua abordagem:

- **Ponto do Umbigo:** Melhora a digestão e alivia as dores.
- **Ponto do fígado:** Situado no lado direito do abdómen, melhora a saúde do fígado e alivia as perturbações intestinais.
- **Ponto do baço:** Localizado no lado esquerdo do abdómen, apoia a saúde do baço e reduz os problemas intestinais.
- **Ponto do estômago:** Posicionado na parte superior do abdómen, melhora a saúde do estômago e alivia as náuseas e os vómitos.
- **Ponto do Intestino:** Localizado na parte inferior do abdómen, ajuda na saúde intestinal, obstipação e inchaço.

Terapia das mãos: centra-se na abertura e ativação das vias energéticas através da área dos tecidos moles, proporcionando um tratamento abrangente e abordando o equilíbrio físico e mental [14a]. Este método tem como objetivo eliminar bloqueios e restaurar o equilíbrio energético, proporcionando alívio da dor e melhorando o bem-estar geral [14a].

15. Fundamentos da terapia manual

15.1. Princípios da terapia da mão

A terapia manual baseia-se na teoria da bioenergia, que defende que o corpo é regulado por vias ou canais de energia. Os bloqueios nestas vias podem provocar dor e vários problemas de saúde [14a].

15.2. Mecanismo de ação

- **Movimentos manuais:** As mãos são utilizadas para mover as articulações e os músculos, aumentando a mobilidade e a força [3].
- **Identificação das fontes de dor:** Os terapeutas identificam e tratam os bloqueios traçando a fonte da dor e o seu trajeto. Isto resulta frequentemente em calor e alívio imediatos devido à melhoria do fluxo de energia [3].

16. benefícios para a dor de movimento

A terapia manual é eficaz no tratamento da dor relacionada com o movimento, como a neuropatia, as alergias ou a dormência. Melhora a circulação sanguínea e reduz a dor e o inchaço [8].

Aplicabilidade em todas as idades

A terapia manual é adequada para indivíduos de todas as idades, incluindo crianças. O seu objetivo é alcançar o equilíbrio físico e mental, melhorando o fluxo de energia em todo o corpo [8].

17. Foco no tratamento abrangente

O objetivo da terapia manual é proporcionar um tratamento completo e duradouro através da remoção de bloqueios energéticos, melhorando assim a saúde geral [14a].

18. O Primeiro Cérebro e o Segundo Cérebro (A área dos tecidos moles)

18.1. O primeiro cérebro

Sistema Nervoso Central: Coordena as sensações, o movimento, a cognição e as emoções [14].

18.2. Componentes:

Cérebro: A maior parte do cérebro, responsável por funções superiores como o pensamento, a memória e a emoção [18].

Cerebelo: Controla o movimento e o equilíbrio, essencial para a coordenação motora [3].

Tronco cerebral: Gere as funções básicas da vida, como a respiração, o ritmo cardíaco e a pressão arterial [13]. O cérebro é constituído por cerca de 100 mil milhões de neurónios e consome cerca de 20% da energia do corpo. Continua a desenvolver-se e a adaptar-se ao longo da vida, um processo conhecido como neuroplasticidade [14].

19. A memória e o primeiro cérebro

19.1. Tipos de memória:

a- **Curto prazo**: Armazena informações brevemente para uso imediato (Carlson, 2004).

b- **Longo prazo**: Armazena informação durante períodos alargados, permitindo a sua recordação ao longo de dias, meses ou mesmo anos [18].

A memória depende de redes neuronais complexas e pode ser afetada por factores como a idade, lesões, doenças neurológicas, medicamentos e stress psicológico. Técnicas como a repetição e os exercícios mentais podem melhorar a função da memória e apoiar a saúde cognitiva [3] .

20. O segundo cérebro

O sistema nervoso entérico (SNE), localizado no trato digestivo, é conhecido como o "segundo cérebro" devido à sua extensa rede de neurónios [11].

20.1. Caraterísticas:

a- Contém cerca de 100 milhões de neurónios, mais do que a medula espinal, o que a torna uma entidade complexa e independente dentro do corpo [4].

b- Comunica com o sistema nervoso central através do nervo vago, ligando a saúde intestinal ao bem-estar físico e mental geral [14].

c- Regula o apetite e é influenciado por factores como a dieta e o ambiente, que desempenham um papel crucial na saúde digestiva e mental [17].

21.Funções do Sistema Nervoso Entérico

a- **Motilidade intestinal**: Controla o movimento dos alimentos através do sistema digestivo, assegurando uma digestão eficiente e a absorção de nutrientes [13].

b- Absorção de **nutrientes**: Auxilia na absorção de nutrientes, um processo crítico para sustentar as funções corporais e a saúde em geral [17].

c- **Defesa imunitária**: Contribui para a resposta imunitária do organismo ao interagir com o tecido linfoide associado ao intestino [11].

d- **Humor e Comportamento**: Afecta o humor e o comportamento através da sua ligação ao cérebro, realçando o papel do eixo intestino-cérebro na saúde mental [8].

22. Processo de digestão

1. **Boca**: Os alimentos são mastigados e misturados com saliva, que inicia o processo de digestão do amido através da enzima amilase [4].

2. **Estômago**: O suco gástrico, que contém ácido clorídrico e pepsina, decompõe ainda mais as proteínas em péptidos [13].

3. **Intestino delgado**: Os nutrientes são absorvidos através das vilosidades, pequenas saliências que aumentam a área de superfície para absorção [17].

4. **Intestino grosso**: Absorve água e sais, formando resíduos sólidos que acabam por ser excretados do corpo [13].

23. Reacções químicas na digestão

1. **Amidos**: São decompostos em açúcares simples, como a glucose, pela saliva e pelas enzimas pancreáticas, fornecendo energia ao organismo (Alberts et al., 2002).

2. **Proteínas**: são decompostas em aminoácidos pelos ácidos gástricos e pelas enzimas pancreáticas, que são depois utilizados para construir e reparar os tecidos [14].

3. **Gorduras:** digeridas no intestino delgado com a ajuda de ácidos biliares, decompondo-se em ácidos gordos e glicerol, que são essenciais para o armazenamento de energia e para a estrutura celular [17].

24. Benefícios para a saúde do sistema digestivo

a- **Absorção de nutrientes**: Fornece os nutrientes essenciais necessários para o crescimento, energia e reparação celular, mantendo a saúde e o bem-estar geral [4].

b- **Proteção contra as infecções**: As enzimas e outros processos digestivos ajudam a matar bactérias e agentes patogénicos nocivos, protegendo o corpo de infecções [8].

c- **Desintoxicação**: O sistema digestivo desempenha um papel fundamental na remoção de toxinas do corpo, apoiando o fígado e os rins nos processos de desintoxicação [3].

25. Sistema Nervoso Entérico (ENS)

O Sistema Nervoso Entérico (SNE) é uma rede complexa de neurónios localizada no trato digestivo, contendo aproximadamente 100 milhões de neurónios, número comparável ao da medula espinal [4].

25.1 Funções do ENS

1. **Motilidade**: O ENS regula os movimentos intestinais, facilitando a propulsão dos alimentos através do trato digestivo, assegurando uma digestão suave e a absorção de nutrientes [13].

2. **Absorção**: Controla a secreção de enzimas digestivas e hormonas necessárias para a absorção de nutrientes, desempenhando um papel fundamental na manutenção do equilíbrio nutricional [17].

3. **Defesa:** O ENS medeia a resposta do sistema digestivo às infecções, actuando como uma primeira linha de defesa contra agentes patogénicos nocivos [8].

O SNE pode ser visto como um laboratório químico onde ocorrem numerosas reacções bioquímicas para regular as funções digestivas [14].

26. Reacções químicas no ENS

1. Secreção de enzimas: O ENS liberta enzimas que ajudam na decomposição dos alimentos, crucial para a digestão e absorção eficazes dos nutrientes [13].

2. Secreção de hormonas: Produz hormonas que regulam os processos digestivos, assegurando a satisfação das necessidades energéticas do organismo [4].

3. Sinalização de neurotransmissores: O ENS comunica com o cérebro e outros

órgãos através da sinalização neurotransmissora, influenciando a saúde física e mental [17].

27. Benefícios para a saúde da ENS

1. **Digestão saudável**: O ENS assegura a digestão correta dos alimentos, fornecendo os nutrientes essenciais necessários para a energia, o crescimento e a reparação [14].

2. **Absorção**: Melhora a absorção efectiva de nutrientes, apoiando o crescimento e o desenvolvimento globais ao assegurar que o corpo recebe uma nutrição adequada [17].

3. **Proteção do sistema digestivo**:

O ENS desempenha um papel crucial na proteção do sistema digestivo contra infecções, contribuindo para a defesa imunitária global do organismo [8].

Capítulo 2

1. Área dos tecidos moles, seus componentes e importância
2. Como é que a região dos tecidos moles afecta o cérebro?

A saúde mental em geral não está apenas relacionada com o cérebro, uma vez que a área dos tecidos moles também desempenha um papel importante na saúde mental, muitos estudos demonstraram uma estreita ligação entre as doenças mentais, incluindo a depressão, a ansiedade excessiva e as perturbações intestinais. A sua especialidade é um salto qualitativo na ciência da terapia manual, uma vez que lida com o corpo como um todo e não com um órgão isolado, o que torna a avaliação da condição, o diagnóstico e o tratamento um método eficaz para doenças e afecções que não têm cura, exceto a partir de medicamentos químicos e da medicina cirúrgica, numa base científica que pode ser comprovada com provas científicas, para ocupar o seu lugar entre as ciências que se preocupam com a saúde e a segurança humanas, começando e terminando com a área dos tecidos moles.

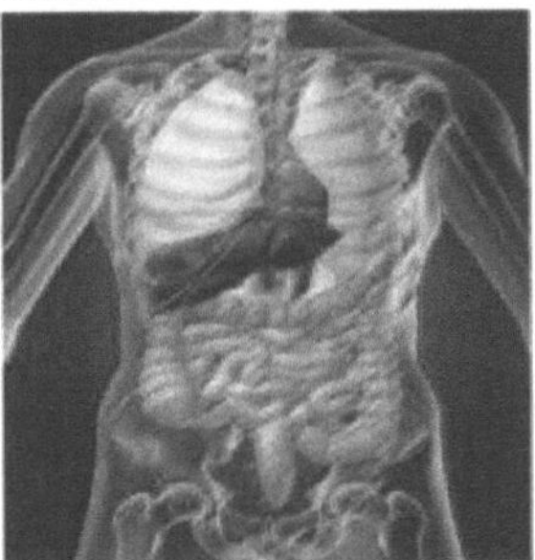

Figura 2

7. Qual é a área dos tecidos moles?

É a área da cavidade abdominal, que se situa abaixo da cavidade torácica e acima da cavidade pélvica e contém o estômago. The reason for calling it this name that it is completely devoid of bones, recent studies consider it essential for health and a mirror of the person's mental health condition and the center of his awareness where modern studies are based on it to treat many acute and chronic diseases such as migraine, neck 'chest pain 'lower back pain 'stiffness respiratory problems like: fadiga crónica asma, falta de ar, bronquite crónica e problemas do sistema digestivo como: gastrite, disfunção hepática, indigestão, metabolismo deficiente, distúrbios intestinais, fraqueza do cólon, obstipação. Os tecidos moles ligam, suportam e envolvem os diferentes órgãos do corpo. Podem ser encontrados em quase todas as partes do corpo. Os tecidos moles incluem a gordura, o músculo, os nervos, os vasos sanguíneos, os ligamentos, os tendões e outros tecidos fibrosos [23-31].

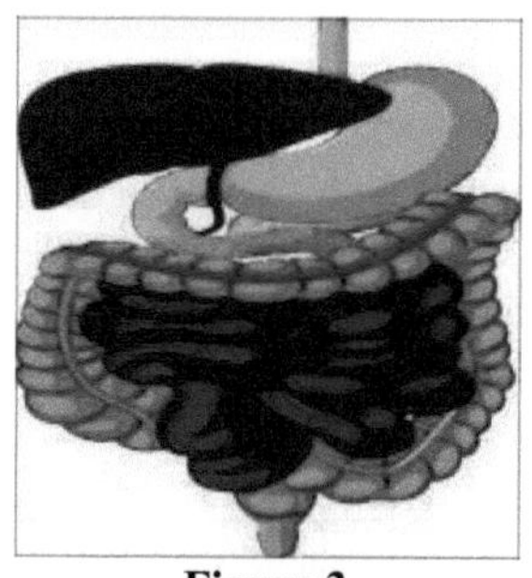

Figura 3

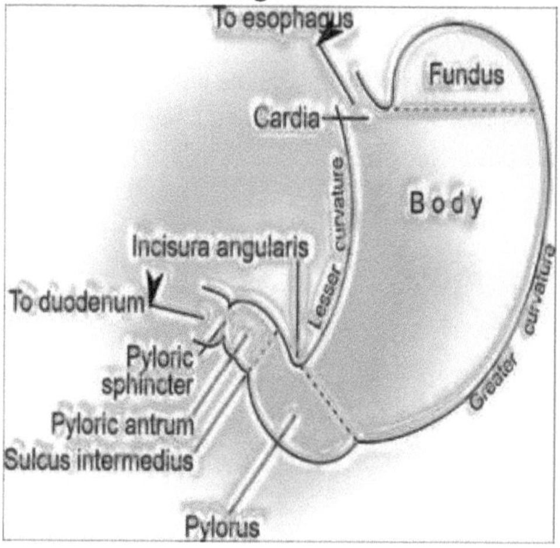

Figura 4

4. os componentes da zona dos tecidos moles

1-Estômago

O estômago é um órgão muscular oco [32] no sistema digestivo dos seres humanos e de muitos outros animais, incluindo muitos invertebrados, o estômago tem uma estrutura expandida e funciona como um órgão vital no sistema digestivo. O estômago participa na função de digestão após a mastigação através da decomposição química por enzimas e ácido clorídrico. Nos seres humanos e em muitos outros animais, o estômago está localizado entre o esôfago e o intestino delgado. O estômago segrega enzimas digestivas e ácido gástrico para ajudar a digerir os alimentos. O esfíncter pilórico controla a passagem de alimentos parcialmente digeridos (quimo) do estômago para o duodeno, onde o peristaltismo transporta estes alimentos através do resto do intestino. No sistema digestivo humano, o estômago está situado entre o esôfago e o duodeno (a primeira parte do intestino delgado). Situa-se no quadrante superior esquerdo da cavidade abdominal. A parte superior do estômago situa-se em frente ao diafragma, o pâncreas situa-se atrás do estômago. Uma grande prega dupla de peritoneu visceral, denominada grande impulso, pende da . a grande curvatura do estômago, porque é um órgão extensível, normalmente expande-se para acomodar

22

cerca de um litro de alimento as estruturas sobre as quais assenta o estômago nos mamíferos Incluem: Cauda do pâncreas (cauda pancreática), artéria esplénica, rim esquerdo, glândula suprarrenal esquerda, cólon transverso , mesocólon , uma crus esquerda do diafragma e prega cólica esquerda...

No sistema digestivo humano, a dentada (uma massa pequena e redonda de alimento mastigado) entra no estômago através do esófago pelo esfíncter esofágico inferior. O estômago segrega proteases (enzimas que digerem as proteínas, como a pepsina), que matam ou inactivam as bactérias e proporcionam um pH ácido para que as proteases do ácido clorídrico possam atuar. O alimento é misturado pelo estômago através de contracções musculares na parede, denominadas peristaltismo. Isto reduz o tamanho da dentada, antes de esta se enrolar no chão do estômago e no corpo do estômago, onde a dentada é convertida em quimo (alimento parcialmente digerido). O quimo passa lentamente através do esfíncter pilórico para o duodeno e para o intestino delgado, onde começa a extração dos nutrientes. O suco gástrico contém pepsinogénio. O ácido clorídrico ativa esta forma inativa da enzima, transformando-a na forma ativa, a pepsina.

2- Pâncreas:

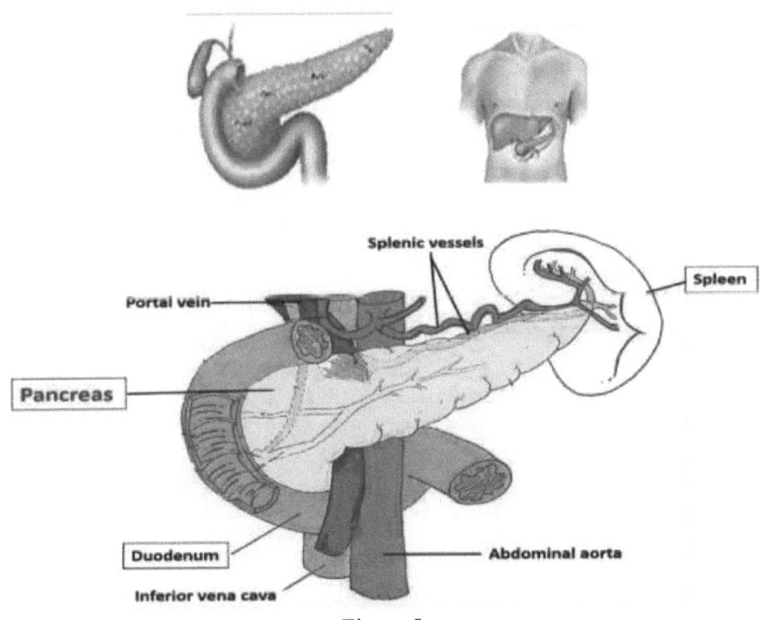

Figura 5

O pâncreas está localizado atrás do estômago, na parte superior esquerda do abdómen [33, 34]. Está rodeado por outros órgãos, incluindo o intestino delgado, o fígado e o baço. É esponjoso, tem cerca de 15 a 20 cm de comprimento e tem a forma de uma pera achatada ou de um peixe estendido horizontalmente ao longo do abdómen. A parte larga, chamada cabeça do pâncreas, está posicionada em direção ao centro do abdómen. A cabeça do pâncreas está localizada na junção entre o estômago e a primeira parte do intestino delgado. É aqui que o estômago esvazia os alimentos parcialmente digeridos para o intestino e o pâncreas liberta enzimas digestivas para estes conteúdos. A secção central do pâncreas é designada por pescoço ou corpo, a extremidade fina é designada por cauda e estende-se para o lado esquerdo. Quase todo o pâncreas (95%) é constituído por tecido exócrino que produz enzimas pancreáticas para a digestão. O tecido restante é constituído por células endócrinas chamadas ilhéus de Langerhans. Estes aglomerados de células têm o aspeto de uvas e produzem hormonas que regulam o açúcar no sangue e as secreções pancreáticas. Funções do pâncreas Um pâncreas saudável produz as substâncias químicas corretas, nas quantidades adequadas e nos momentos certos, para digerir os alimentos que ingerimos.

Função exócrina:

O pâncreas contém glândulas exócrinas que produzem enzimas importantes para a digestão. Estas enzimas incluem a tripsina e a quimotripsina para digerir as proteínas; a amilase para a digestão dos hidratos de carbono; e a lipase para decompor as gorduras. Quando os alimentos entram no estômago, estes sucos pancreáticos são libertados para um sistema de ductos que culmina no ducto pancreático principal. O ducto pancreático junta-se ao ducto biliar comum para formar a ampola de Vater, que está localizada na primeira porção do intestino delgado, chamada duodeno. O ducto biliar comum tem origem no fígado e na vesícula biliar e produz outro importante suco digestivo chamado bílis1. Os sucos pancreáticos e a bílis, que são libertados no duodeno, ajudam o corpo a digerir gorduras, hidratos de carbono e proteínas.

Função endócrina:

A componente endócrina do pâncreas é constituída por células dos ilhéus (ilhéus de Langerhans) que criam e libertam hormonas importantes diretamente na corrente sanguínea. Duas das principais hormonas pancreáticas são a insulina, que actua para baixar o açúcar no sangue, e o glucagon, que actua para aumentar o açúcar no sangue. A manutenção de níveis adequados de açúcar no sangue é crucial para o funcionamento de órgãos-chave, incluindo o cérebro, o fígado e os rins. A bílis é uma mistura constituída principalmente por colesterol, bilirrubina e sais biliares.

3 - O **fígado**: O fígado é o maior órgão sólido do corpo [35, 36]

Anatomia do fígado: o fígado está situado na parte superior direita da cavidade abdominal, por baixo do diafragma e por cima do estômago, do rim direito e dos intestinos. Com a forma de um cone, o fígado é um órgão castanho-avermelhado escuro que pesa cerca de 1 kg.

Funções do fígado

O fígado regula a maioria dos níveis químicos no sangue e excreta um produto chamado bílis, que é um líquido verde ou amarelo claro que ajuda a decompor os alimentos ingeridos. Isto ajuda a transportar os produtos residuais do fígado. Todo o sangue que sai do estômago e dos intestinos passa pelo fígado. O fígado processa este sangue. Ele decompõe, equilibra e cria os nutrientes. Também decompõe os medicamentos em formas que são mais fáceis de utilizar pelo resto do corpo. Mais de 500 funções vitais foram identificadas no fígado. Algumas das funções mais conhecidas incluem:

1-Produção de bílis. Esta ajuda a transportar os resíduos e a decompor as gorduras no intestino delgado durante a digestão

2-Produção **de determinadas proteínas** para o plasma sanguíneo

3-Produção **de colesterol e de proteínas especiais** para ajudar a transportar as gorduras através do corpo 4-Conversão **do excesso de glicose em glicogénio para armazenamento.** (Este glicogénio pode mais tarde ser convertido novamente em glicose para obter energia).

5-Equilíbrio **e produção de glicose** conforme necessário.

6-Regulação **dos níveis sanguíneos de aminoácidos.** Estes formam os blocos de construção das proteínas 7-Processamento **da hemoglobina para distribuição do seu conteúdo de ferro.** (O fígado armazena ferro.) 8-Conversão **do amoníaco venenoso em ureia.** (A ureia é um dos produtos finais do metabolismo das proteínas que é excretado na urina).

9-Limpeza **do sangue de medicamentos** e outras substâncias tóxicas

10-Regulação **da coagulação sanguínea**

11-Resistir a **infecções** através da produção de factores imunitários e da remoção de determinadas bactérias da corrente sanguínea

12-Limpeza **da bilirrubina.** Uma acumulação de bilirrubina torna a pele e os olhos amarelos **4-O baço**

O baço é um pequeno órgão que se situa no interior da caixa torácica esquerda, mesmo por cima do estômago, e é considerado uma parte do sistema linfático (que faz parte do sistema imunitário) [37]

O baço armazena e filtra o sangue e produz glóbulos brancos que protegem das infecções. Muitas doenças e condições podem afetar o funcionamento do baço. Uma rutura (rasgão) do baço pode ser fatal.

O baço Anatomia: Existem duas partes do baço: Polpa branca: Como parte do sistema imunitário, a polpa branca produz glóbulos brancos. Estas células sanguíneas produzem anticorpos. Os anticorpos combatem as infecções.

Polpa vermelha: A polpa vermelha actua como um filtro. Remove os resíduos do sangue e elimina as células sanguíneas velhas ou danificadas.

5-Válvula

É um órgão do tamanho de uma pera localizado abaixo do fígado, ao lado do pâncreas [38].

A vesícula biliar armazena bílis, para ajudar a digerir as gorduras. O revestimento fino e muscular da vesícula biliar espreme a bílis para o intestino delgado através do ducto biliar principal. Se o equilíbrio químico da bílis se desequilibrar ligeiramente, o colesterol pode cristalizar e aderir à parede da vesícula biliar.

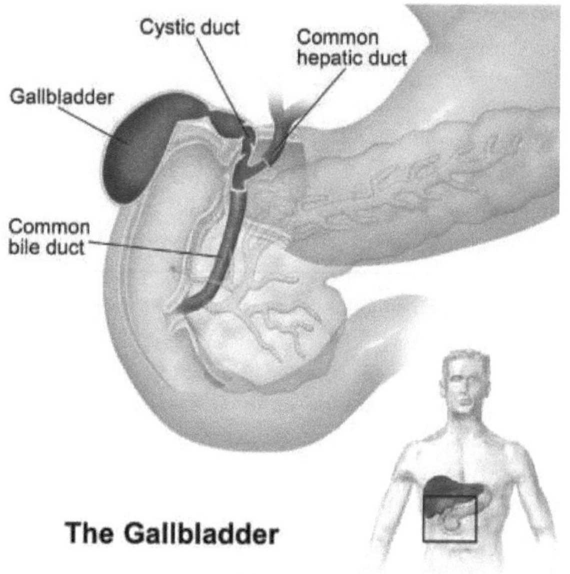

Figura 6

Com o tempo, estes cristais podem combinar-se e formar cálculos biliares. Os cálculos biliares podem variar entre o tamanho de um grão de areia e o de uma bola de golfe. Quando a vesícula biliar injecta bílis no intestino delgado, a via biliar principal pode ficar bloqueada por estes cálculos cristalinos. Isto pode causar pressão, dor e náuseas, especialmente após as refeições. Os cálculos biliares podem causar dor súbita na parte superior direita do abdómen, designada por ataque da vesícula biliar (ou cólica biliar). Na maioria dos casos, porém, as pessoas com cálculos biliares não se apercebem que os têm.

6-rim

Os rins são dois órgãos em forma de feijão, cada um com o tamanho de um punho. Estão localizados logo abaixo da caixa torácica, um de cada lado da coluna vertebral. Os rins saudáveis filtram cerca de meia chávena de sangue por minuto, removendo os resíduos e a água extra para produzir urina [39] .

A urina flui dos rins para a bexiga através de dois tubos finos de músculo chamados ureteres, um de cada lado da bexiga. A bexiga armazena a urina. Os rins, ureteres e bexiga fazem parte do trato urinário. Os rins também removem o ácido produzido pelas células do corpo e mantêm um equilíbrio saudável de água, sais e minerais - como sódio, cálcio, fósforo e potássio no sangue. Sem este equilíbrio, os nervos, músculos e

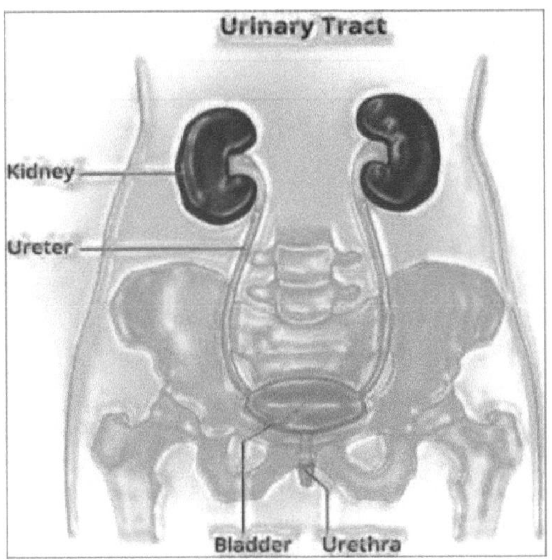

Figura 7

os rins também produzem hormonas que ajudam a: controlar a tensão arterial produzir glóbulos vermelhos manter os ossos fortes e saudáveis

Como é que os meus rins funcionam?

Os rins são dois órgãos em forma de feijão, cada um com o tamanho de um punho. Estão localizados logo abaixo da caixa torácica, um de cada lado da coluna vertebral. Os rins saudáveis filtram cerca de meia chávena de sangue por minuto, removendo os resíduos e a água extra para produzir urina. A urina flui dos rins para a bexiga através de dois tubos finos de músculo chamados ureteres, um de cada lado da bexiga. A bexiga armazena a urina. Os rins, os ureteres e a bexiga fazem parte do trato urinário. Este conteúdo é fornecido como um serviço do [47] . O National Institutes of Health (NIDDK) traduz e divulga os resultados da investigação para aumentar o conhecimento e a compreensão da saúde e da doença por parte dos doentes, dos profissionais de saúde e do público em geral. O conteúdo produzido pelo NIDDK é cuidadosamente revisto por cientistas do NIDDK e outros especialistas. Cada um dos seus rins é composto por cerca de um milhão de unidades de filtragem chamadas néfrons. Cada néfron inclui um filtro, chamado glomérulo, e um túbulo.

Os nefrónios funcionam através de um processo em duas fases:

1   O glomérulo filtra o sangue [50]

2   O túbulo devolve ao sangue as substâncias necessárias e elimina os resíduos.

O sangue entra no rim através da artéria renal. Este grande vaso sanguíneo ramifica-se em vasos sanguíneos cada vez mais pequenos até o sangue chegar aos nefrónios. No néfron, o sangue é filtrado pelos pequenos vasos sanguíneos dos glomérulos e depois sai do rim através da veia renal. O sangue circula pelos rins muitas vezes por dia. Num único dia, os rins filtram cerca de 150 litros de sangue. A maior parte da água e outras substâncias são filtradas pelos glomérulos.

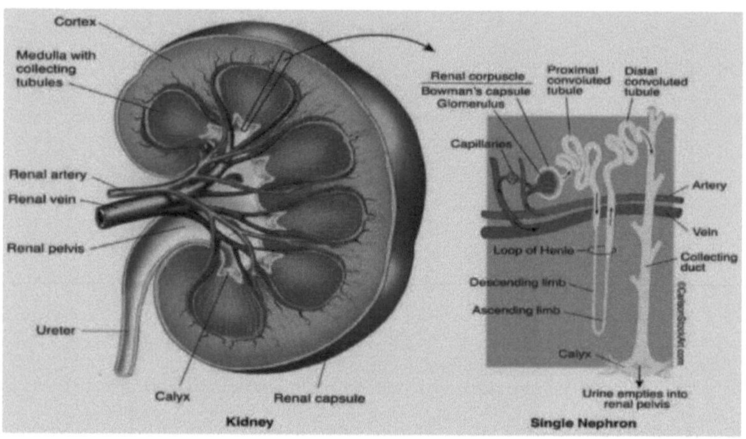

Figura 8

são devolvidos ao sangue pelos túbulos, um tubo longo, estreito, dobrado ou enrolado que se estende desde o estômago até ao intestino grosso; é a região onde ocorre a maior parte da digestão e absorção dos alimentos. Tem cerca de 6,7 a 7,6 metros de comprimento. É habitual distinguir-se três regiões sucessivas do intestino delgado: duodeno, jejuno e íleo. Estas regiões formam um tubo contínuo e, embora cada zona apresente certas diferenças caraterísticas, não existem separações nitidamente marcadas entre elas. A primeira zona, o duodeno, é adjacente ao estômago; tem apenas 23 a 28 cm de comprimento e o diâmetro mais largo. . A segunda região, o jejuno, na secção central do abdómen, compreende cerca de dois quintos do restante trato. O íleo está localizado na parte inferior do abdómen. O intestino delgado é revestido por pequenas projecções semelhantes a dedos, conhecidas como vilosidades. Estas estruturas aumentam consideravelmente a superfície de secreção e absorção. As paredes do intestino delgado albergam numerosas glândulas microscópicas. As secreções das glândulas de Brunner, na submucosa do duodeno, têm como função principal proteger as paredes intestinais dos sucos gástricos. É a secção posterior do intestino, constituída normalmente por quatro regiões: o ceco, o cólon, o reto e o ânus. O termo cólon é por vezes utilizado para designar todo o intestino grosso.

O intestino grosso é mais largo e mais curto do que o intestino delgado (aproximadamente 1,5 metros, ou 5 pés, de comprimento em comparação com 6,7 a 7,6 metros, ou 22 a 25 pés, de comprimento para o intestino delgado) e tem uma parede interna lisa. Na metade proximal ou superior do intestino grosso, as enzimas do intestino delgado completam o processo digestivo e as bactérias produzem vitaminas do complexo B (B12, tiamina e riboflavina) e vitamina K. No entanto, a principal função do intestino grosso é a absorção de água e electrólitos dos resíduos digestivos (um processo que normalmente demora 24 a 30 horas) e o armazenamento da matéria fecal até poder ser expelida

O intestino delgado

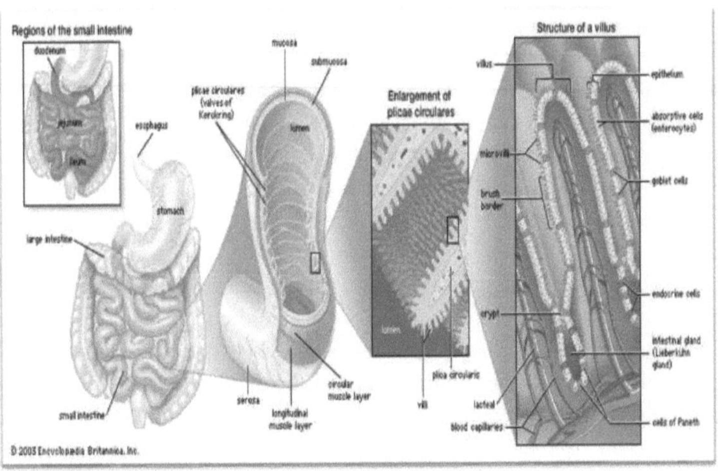

Figura 9

O intestino delgado é um tubo longo e estreito, dobrado ou enrolado, que se estende desde o estômago até ao intestino grosso; é a região onde se efectua a maior parte da digestão e absorção dos alimentos. Tem cerca de 6,7 a 7,6 metros de comprimento [41].

distinguem-se: duodeno, jejuno e íleo. Estas regiões formam um tubo contínuo e, embora cada zona apresente certas diferenças caraterísticas, não existem separações nitidamente marcadas entre elas. A primeira zona, o duodeno, é adjacente ao estômago; tem apenas 23 a 28 cm (9 a 11 polegadas) de comprimento e o diâmetro mais largo. A segunda região, o jejuno, na secção central do abdómen, compreende cerca de dois quintos do restante trato. O íleo está localizado na parte inferior do abdómen. O intestino delgado é revestido por pequenas saliências semelhantes a dedos, denominadas vilosidades. Estas estruturas aumentam consideravelmente a superfície de secreção e absorção. As paredes do intestino delgado albergam numerosas glândulas microscópicas. As secreções das glândulas de Brunner, na submucosa do duodeno, funcionam principalmente para proteger as paredes intestinais dos sucos gástricos.

O intestino grosso

É a secção posterior do intestino, consistindo tipicamente em quatro regiões: o ceco, o cólon, o reto e o ânus [42-46] . O termo cólon é por vezes utilizado para se referir a todo o intestino grosso. O intestino grosso é mais largo e mais curto do que o intestino delgado (aproximadamente 1,5 metros, ou 5 pés, de comprimento em comparação com 6,7 a 7,6 metros, ou 22 a 25 pés, de comprimento para o intestino delgado) e tem uma parede interna lisa. Na metade proximal ou superior do intestino grosso, as enzimas do intestino delgado completam o processo digestivo e as bactérias produzem vitaminas do complexo B (B12, tiamina e riboflavina) e vitamina K. No entanto, a principal função do intestino grosso é a absorção de água e electrólitos dos resíduos digestivos (um processo que normalmente demora 24 a 30 horas) e o armazenamento da matéria fecal até que esta possa ser expelida. A relação dos componentes da área dos tecidos moles entre si.

Com base no princípio básico da engenharia do corpo de reabilitação, olhamos para o corpo humano como uma massa única e um bloco de construção unificado, e não olhamos para cada membro individualmente. Isto porque, sem qualquer dúvida, todos os órgãos do corpo humano estão interligados uns com os outros de uma forma ou de outra, vamos esclarecer algumas das relações entre os membros, incluindo, mas não se limitando a:

O coração está ligado aos intestinos, o fígado está ligado à vesícula biliar, o baço está ligado ao estômago, os rins estão ligados à bexiga e o pulmão está ligado ao intestino grosso. Alguns problemas cardíacos podem ser resolvidos com a ciência da engenharia corporal, identificando a doença no intestino delgado e tratando-a através da técnica de terapia manual. Alguns problemas pulmonares podem ser resolvidos através da colonoscopia Assim, os cinco membros sólidos estão ligados aos cinco membros ocos, pelo que, através da ciência da engenharia do corpo, chegámos à seguinte teoria:

5. A teoria dos órgãos ocos e sólidos:

É uma teoria que se baseia no facto de o corpo humano ter órgãos ocos e órgãos sólidos, sendo que cada um deles afecta e contraria o outro, e a energia entre eles deve ser igual: O fígado afecta a vesícula biliar e vice-versa O estômago afecta o baço e vice-versa O pulmão afecta o intestino grosso e vice-versa O coração afecta o intestino delgado e vice-versa Os rins afectam a bexiga e vice-versa Por isso, um doente pode apresentar dores num órgão específico, sendo que o defeito não está nesse órgão, mas sim no órgão correspondente que o afecta. De acordo com esta teoria, existem sete emoções que afectam diretamente os órgãos do corpo A felicidade e a alegria afectam o coração A raiva afecta o fígado O medo afecta os rins. A tristeza extrema... afecta os pulmões A meditação e o pensamento afectam o estômago e o baço. O corpo humano repara-se a si próprio até que um fator externo o afecte.

1. (Rim _ Bexiga):

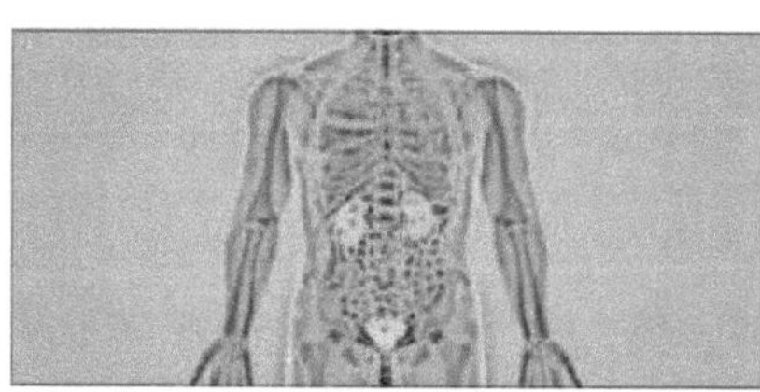

Figura 11

O corpo humano contém dois rins, cada um do tamanho de um punho. Estão localizados perto do meio das costas, logo abaixo da caixa torácica. Dentro de cada rim há aproximadamente um

milhões de pequenas estruturas chamadas nefrónios. Os nefrónios filtram o sangue e eliminam as toxinas e o excesso de água, transformando-os em urina. Os rins saudáveis também segregam hormonas que mantêm os ossos fortes e o sangue saudável. Quanto à bexiga: é um órgão muscular oco e expansível que se encontra em muitos animais e nos seres humanos e é um quisto que reside no pavimento pélvico, acima e atrás do osso púbico. Armazena a urina proveniente dos rins, que lhe é transmitida através dos ureteres e sai pela uretra para o exterior, a fim de ser eliminada. De acordo com as regras de engenharia do corpo, os rins são considerados órgãos sólidos e a bexiga é um órgão oco, estando ligados entre si.

6) A relação entre estes dois membros conduz a:

1-Regulação do movimento da água no organismo

2-Armazenamento de energia

3-Coordenação do processo respiratório

4-Tem um papel na produção da medula óssea

O papel dos rins e da bexiga na saúde pulmonar na perspetiva das ciências da engenharia do corpo:

A acumulação de fluidos no corpo leva à insuficiência renal e pode levar à acumulação de fluidos nos pulmões, causando falta de ar, dores no peito, e ossos fracos, com possibilidade de fracturas, aqui o papel do terapeuta de mão vem para se livrar desses fluidos através do processo de drenagem linfática .A ciência da engenharia corporal lida com o corpo humano como uma massa única e não como órgãos separados, o que torna a cura uma condição que se aplica a todo o corpo e não ao órgão afetado, O tratamento é realizado pela mão humana, que é a sonda, o bisturi, o examinador e o processador E porque os fluidos corporais são divididos em fluidos benéficos claros que se movem entre órgãos e tecidos e fluidos nocivos que devem ser eliminados através da transpiração, micção ou drenagem linfática; o emparelhamento dos dois órgãos (rim e bexiga) desempenha um papel importante no processo de respiração A dualidade (rim-bexiga) é afetada pelo medo, pois quando uma pessoa é afetada pelo medo, sente uma necessidade urgente de urinar.

7. a relação entre problemas renais e doenças articulares:

Os problemas e as doenças renais afectam os ossos, a zona lombar e as articulações dos joelhos. Quando estes sintomas estão presentes, o tratamento é efectuado de várias formas, sendo a mais importante a deslocação à zona dos tecidos moles associada aos rins e a determinação dos pontos de tratamento adequados. Os rins são responsáveis, de uma forma ou de outra, pelo equilíbrio hídrico, pelo estado dos ossos, pela medula óssea, pelos órgãos pélvicos, pela coluna lombar, pela circulação sanguínea nas pernas e pelas capacidades sexuais de uma pessoa.

2. Baço _Estômago

O órgão correspondente ao baço é o estômago, O baço é o órgão sólido e o estômago é o órgão oco e estão ligados interna e externamente, isto é, tudo o que afecta qualquer um deles, afecta o outro membro Isto é, tudo o que afecta qualquer um deles, afecta o outro membro, de modo que a função de um afecta o outro, as doenças do baço afectam primeiro o estômago e vice-versa. Assim, podemos tratar a fraqueza muscular, especialmente na zona do estômago, dirigindo-nos a determinados pontos, e nós, como trabalhadores da engenharia corporal, podemos ler o estado patológico do baço através da boca, do aspeto geral dos lábios, e através do estado psicológico do paciente, e onde a ansiedade e a confusão afectam o baço; A relação é inversa: quando o paciente sofre de ansiedade excessiva, o estado de saúde do baço é afetado negativamente, Se o baço ficar fraco ou perturbado, o corpo reterá líquidos e ocorrerão os seguintes sintomas Edema, sobretudo nos braços, nas pernas, na zona abdominal e no rosto, o que provoca um aumento de peso e uma sensação geral de peso no corpo.

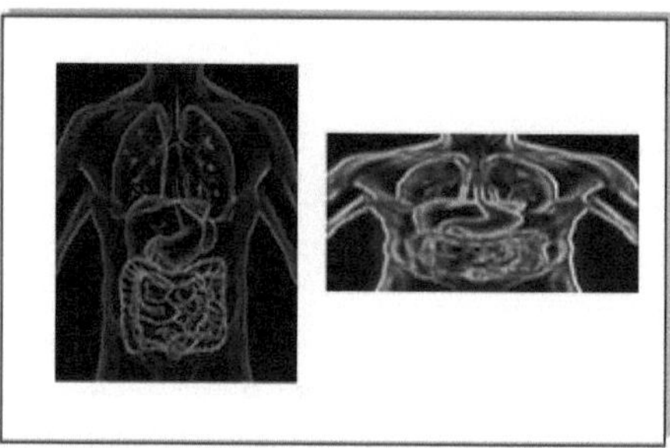

Figura 12

O estômago: é um órgão muscular, em forma de saco, ligado no início ao esófago e no fim ao duodeno, o estômago forma um par com o baço, onde os alimentos entram e são digeridos. É visto como um armazém de alimentos e de água. O estômago forma um par com o baço, onde os alimentos entram e são digeridos, pelo que é visto como um armazém de alimentos e de água.

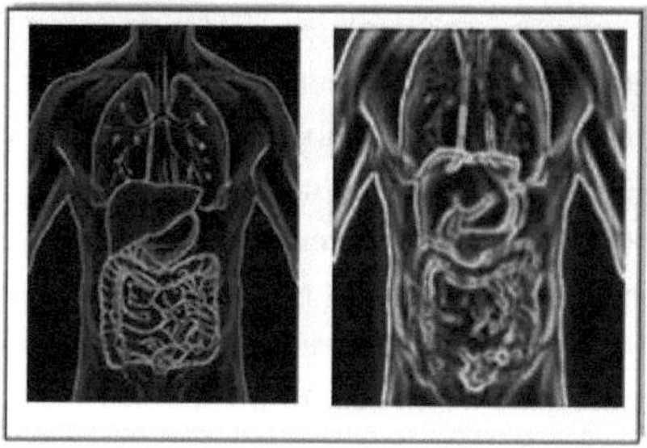

Figura 13

O fígado e a vesícula biliar são dois órgãos importantes da zona dos tecidos moles. O fígado é considerado a maior glândula do sistema digestivo. De facto, é a maior glândula de todo o corpo, pois pesa um quilograma e meio. Quanto à vesícula biliar, está localizada na parte superior do lado direito do abdómen, diretamente por baixo do fígado, com um comprimento de cerca de 10 cm. Pode dizer-se que a principal função da vesícula biliar é armazenar a bílis produzida pelo fígado, que se desloca do fígado para a vesícula biliar através do canal biliar. A bílis permanece armazenada na vesícula biliar durante algum tempo e depois passa para o intestino delgado para ajudar a digerir as gorduras dos alimentos.

A relação entre o fígado e a vesícula biliar: Como mencionámos, enquanto engenheiros do corpo, não olhamos para um órgão separadamente, mas sim para os órgãos do corpo como uma massa integrada. Assim, existe uma relação entre o fígado, a vesícula biliar e alguns outros órgãos. A saúde do fígado, por exemplo, está ligada à saúde dos tendões, das unhas e dos olhos, pelo que os tendões, especialmente nos joelhos, são tratados pelo fígado, e o desequilíbrio entre o fígado e a vesícula biliar leva a uma perda de força no corpo. Além disso, a raiva intensa prejudica o fígado, a vesícula biliar e os órgãos periféricos. Por isso, o tratamento de acordo com as sessões preventivas para o corpo leva ao descanso dos nervos, à eliminação da tensão e ao tratamento através do fígado e da vesícula biliar. de acordo com as ciências da engenharia do corpo ajuda no tratamento dos órgãos periféricos.

3. Intestino delgado O coração:

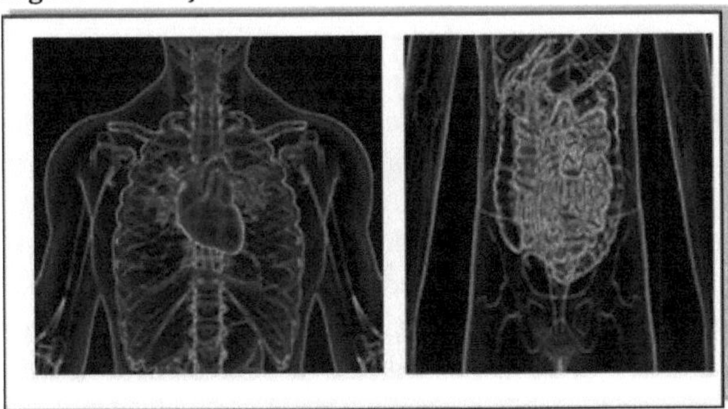

Figura 14

O intestino delgado é um órgão oco, enquanto o coração é um órgão sólido. Como cada órgão sólido
está ligado a um órgão oco, cada um deles afecta o outro, e de acordo com a ciência da engenharia corporal, um é reforçado e tratado através do outro, vemos a ligação entre o coração e o intestino delgado. Assim, a dor da angina leva à dor abdominal, e as doenças cardíacas podem ser tratadas através do reforço da saúde do intestino delgado, e as doenças do intestino delgado podem ser tratadas através do reforço da saúde do coração. O coração controla as actividades mentais, pelo que a alegria súbita e excessiva leva à dispersão e ao abrandamento da energia do coração. O coração controla as actividades mentais, pelo que a alegria súbita e excessiva leva à dispersão e ao abrandamento da função do coração e, tendo em conta que o coração controla as actividades mentais, isto conduzirá ao aparecimento de perturbações mentais, batimentos cardíacos acelerados, insónias nocturnas e sonhos perturbadores. A medicina moderna considera que a função do coração se limita apenas a bombear o sangue para os órgãos do corpo, enquanto nós, que trabalhamos nas ciências da engenharia corporal e da terapia manual.

4. intestino grosso_ O pulmão

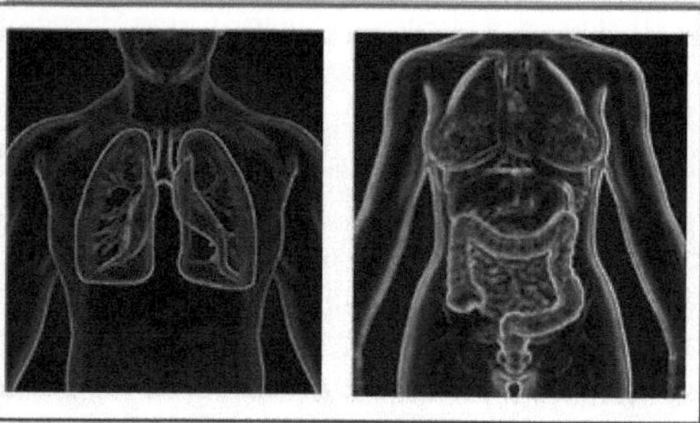

Figura 15

O pulmão é um órgão sólido ligado ao intestino grosso, que é um órgão oco. Por outras palavras, as doenças e os sintomas que afectam um deles afectam de facto o órgão que lhe está associado, o processo é bidirecional: as doenças do pulmão afectam o cólon e as doenças do cólon afectam a respiração, Nas ciências da engenharia do corpo, um deles pode ser tratado através do órgão que lhe está associado, tal como os pulmões, que controlam os tecidos do corpo e são responsáveis pelo armazenamento de água, pela manutenção do movimento dos fluidos para baixo e pela regulação do ciclo da água. Tal como na medicina árabe, o fígado é o armazém do sangue, também o pulmão é o armazém da água. Uma secção é utilizada no processo de respiração e uma secção é distribuída pelos órgãos do corpo, hidrata a pele e qualquer defeito no pulmão é revelado através da pele e do cabelo. Nas ciências da engenharia do corpo, a retenção de líquidos e a ascite são atribuídas a problemas pulmonares que são tratados através do tratamento com a mão/área mole, especialmente o intestino grosso. É de notar que a tristeza excessiva e a depressão conduzem a doenças respiratórias e a uma imunidade fraca, o que explica a ocorrência de problemas do cólon numa pessoa quando esta se sente triste.

Quanto ao intestino grosso, o seu papel é principalmente nas operações de transporte, uma vez que trabalha para recolher os resíduos sólidos dos alimentos. Se o intestino grosso não for capaz de reabsorver suficientemente os líquidos, as fezes serão maioritariamente líquidas e haverá diarreia. Do mesmo modo, atribuímos as obstruções do intestino grosso, como a obstipação, a problemas pulmonares A terapia energética e a sua relação com a zona dos tecidos moles

A terapia energética é considerada uma secção importante e principal das ciências da engenharia corporal para a terapia manual, baseia-se, de uma forma simples, na ideia de que todo o universo é considerado como energia criada por Deus Todo-Poderoso, esta energia entra nos nossos corpos de uma forma divina sem interferência, move-se no corpo num padrão consistente e regular através de um grupo de canais de acordo com caminhos conhecidos como linhas de energia ou caminhos para alcançar todas as partes do corpo. A terapia energética é considerada uma forma de medicina alternativa que se baseia na teoria de que a bioenergia é essencial para a saúde e o bem-estar do ser humano, quando esta energia está equilibrada, a pessoa está saudável. Por outro lado, quando esta energia é desequilibrada, pode levar a uma variedade de problemas de saúde física, emocional e mental. Por conseguinte, prestámos muita atenção à terapia energética como parte da engenharia corporal que visa melhorar o fluxo de bioenergia no corpo através de uma variedade de técnicas de terapia manual [48, 49]

8. Para compreender o mecanismo da terapia energética, é necessário definir as vias energéticas

8.1. Vias de energia ou meridianos

Basicamente, os meridianos são um sistema circulatório de energia, muito semelhante ao sistema circulatório do sangue. A diferença é que, em vez de sangue, os meridianos permitem o fluxo de uma energia vital chamada Qi (pronuncia-se "chee"). É ao mesmo tempo simples e muito complexo [28].

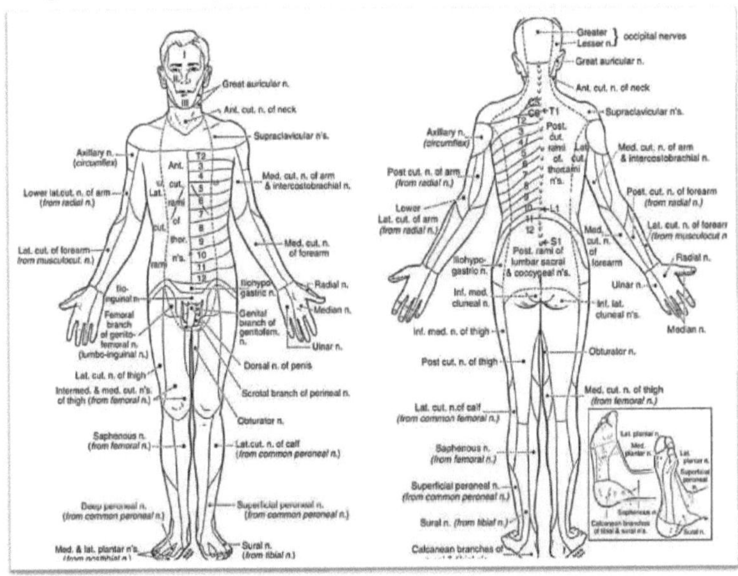

Figura 16

São vias funcionais, não anatómicas, ou seja, se dissecarmos o corpo, não as encontraremos a olho nu, Podem ser definidas como canais imaginários que funcionam para transferir energia no corpo humano de modo a que a energia chegue a todos os órgãos do corpo através delas, são semelhantes às artérias ou veias que actuam como transportadores de sangue que se movem de forma equilibrada dentro das suas vias, e qualquer desequilíbrio, seja interno ou externo, levará a um defeito no fluxo de energia em uma ou mais das suas vias, levando a doenças e enfermidades. A principal tarefa da energia que realiza através do seu fluxo natural é fortalecer o fluxo sanguíneo e a nutrição nervosa, o que certamente contribui para ativar o sistema muscular e estimular as articulações, o que é conseguido através da coordenação completa entre os músculos e os seus ligamentos e a sua comunicação precisa com o órgão afetado, o que significa que, como resultado, trabalha para aumentar a capacidade do sistema imunitário do corpo para desempenhar o seu papel na manutenção do corpo de acordo com uma regra saudável e sã

9. Alguns princípios básicos da cura energética:

9.1. Bioenergia: É uma força invisível que existe em todos os seres vivos

9.2. Equilíbrio energético: Quando a bioenergia está equilibrada, uma pessoa é saudável.

9.3. Bloqueio de energia: O stress, as emoções negativas e as lesões físicas podem bloquear o fluxo de bioenergia.

9.4. Medicina energética: A cura energética pode ajudar a melhorar o fluxo de bioenergia e a promover a saúde e o bem-estar

9.5. Benefícios da terapia energética :

Acredita-se que a cura energética pode ajudar a melhorar uma variedade de condições de saúde, incluindo: Dor crónica: A terapia energética pode ajudar a aliviar a dor crónica causada por doenças crónicas como a artrite e a gota.

Ansiedade e depressão: A terapia energética pode ajudar a aliviar os sintomas de ansiedade e depressão.

Distúrbios do sono: A terapia energética pode ajudar a melhorar a qualidade do sono
Problemas digestivos: A terapia energética pode ajudar a aliviar problemas digestivos como a diarreia e a obstipação. Doenças auto-imunes: A terapia energética pode ajudar a fortalecer o sistema imunitário.

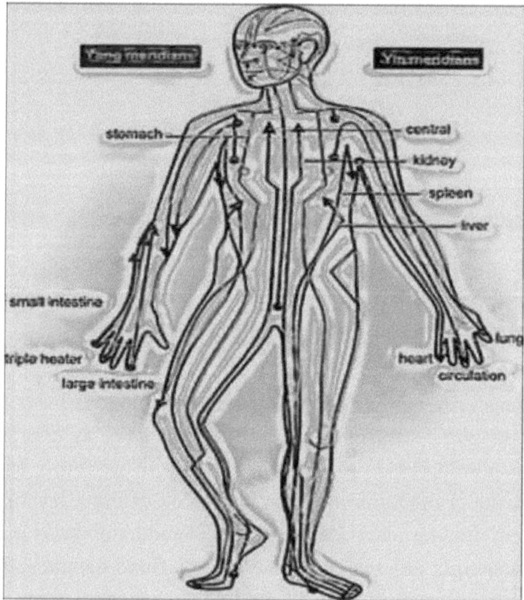

Figura 17

10. Localização das vias de energia:

As vias energéticas estendem-se por todo o corpo, tanto à superfície como em profundidade, podendo ser encontradas no rosto, cabeça, peito, costas, abdómen e extremidades e a engenharia corporal tem a sua própria perspetiva sobre a ciência da energia, que difere da visão da ciência antiga Muitos povos antigos tentaram tratar através das vias energéticas, mas esse tratamento não foi completo, especialmente no caso de deficiências e doenças incuráveis. Ou falhava ou não era suficiente porque esses povos não se aperceberam que a área dos tecidos moles é a base, o início e o fim das linhas energéticas, pelo que qualquer tratamento que não comece e termine com ela será um fracasso, ou pelo menos incompleto

11) Abaixo, apresentamos uma lista das principais vias de energia e a sua localização:

Trajeto da energia pulmonar: estende-se do peito até aos dedos médio e mindinho.

Caminho da energia cardíaca: estende-se do coração até ao polegar Caminho da energia gástrica: estende-se do estômago até ao dedo mindinho Caminho da energia hepática: estende-se do fígado até ao dedo indicador. Caminho da energia esplénica: estende-se do baço ao dedo indicador. Caminho da energia renal: estende-se dos rins até aos dedos médio e mindinho. Caminho da energia da bexiga: estende-se da bexiga até ao polegar.

11.1. Via de energia biliar: estende-se desde a vesícula biliar até ao dedo indicador.

11.2. Via de energia pancreática: estende-se do pâncreas ao dedo indicador.

Por conseguinte, todos os caminhos de energia passam pela zona dos tecidos moles ou, pelo menos, estão muito próximos dela. Assim, estes caminhos não podem ser abertos sem regressar à zona dos tecidos moles e não é possível ativar o fluxo de energia e intensificá-lo em direção ao órgão afetado sem tratar esta zona, através de uma mão especializada

12. utilizar a terapia manual na área dos tecidos moles como prevenção

Terapia das mãos: É uma técnica terapêutica utilizada para aliviar a tensão e o stress e melhorar a saúde geral.

A terapia das mãos consiste em aplicar pressão em pontos específicos do corpo utilizando os dedos, o que ajuda a libertar a tensão e a estimular o fluxo de energia do corpo, o que é conhecido na antiga medicina chinesa, japonesa e oriental.

No entanto, enquanto ciências da engenharia da mão, somos únicos na seguinte regra: Qualquer tratamento deve começar na zona dos tecidos moles e terminar nela

As suas vantagens:

Através da nossa experiência de mais de trinta e cinco anos e através de centenas de casos de saúde e do acompanhamento de pacientes com diferentes graus de gravidade de lesões, foi demonstrado que a terapia manual tem efeitos positivos na saúde, incluindo o alívio da dor, a melhoria da circulação sanguínea, o reforço do sistema imunitário e a melhoria do sono. Os potenciais benefícios do tratamento quiroprático como tratamento preventivo incluem:

- Eliminar as toxinas e as gorduras do organismo

- Reduzir o aparecimento de celulite (gordura)
- Eliminar o inchaço e a rigidez dos membros
- Melhorar o metabolismo
- Melhorar a circulação sanguínea e linfática
- Livrar-se da fadiga crónica
- Prevenir a formação de coágulos sanguíneos
- Aliviar os espasmos musculares e reduzir a dor
- Reforço do sistema imunitário
- Abrandar o processo de envelhecimento

13. Alguns pontos de tratamento das mãos:

Há muitos pontos em que a pressão é aplicada na terapia manual, e um dos pontos mais importantes é na área dos tecidos moles.

Ponto do umbigo: é ativado para melhorar a digestão e aliviar a dor

Ponto do fígado: Este ponto está localizado no lado direito do abdómen, perto das costelas, e é utilizado para melhorar a saúde do fígado e aliviar os distúrbios intestinais. Ponto do baço: Este ponto está localizado no lado esquerdo do abdómen, perto das costelas, e é utilizado para melhorar a saúde do baço e aliviar problemas intestinais

Ponto do estômago: Este ponto está localizado na parte superior do abdómen, perto da zona das costelas, e é utilizado para melhorar a saúde do estômago e aliviar as náuseas e os vómitos. Ponto do intestino: Este ponto localiza-se na parte inferior do abdómen, perto da zona pélvica, e é utilizado para melhorar a saúde intestinal e aliviar a obstipação e o inchaço. A terapia manual, enquanto ciência e método de tratamento, centra-se em pontos específicos das vias energéticas da A terapia manual, ao referir-se à zona dos tecidos moles, é uma revolução no mundo do tratamento e da medicina do corpo, começando e acabando na zona dos tecidos moles. A ideia da terapia manual, inventada pelo engenheiro corporal M K Al-Boqai, baseia-se na superação dos bloqueios dos níveis de energia. Ao contrário dos métodos tradicionais de fisioterapia, que se centram nos músculos e nos tendões.

A terapia manual procura localizar a origem da dor e o seu percurso, partindo da região dos tecidos moles do segundo cérebro humano, para encontrar o fecho com o objetivo de o abrir. Curiosamente, o doente sente imediatamente um calor nas partes do corpo e o desaparecimento das dores e das cãibras. Este método também é útil no tratamento de dores de movimento como a neuropatia múltipla, alergias ou dormência nos pés. Também pode ser aplicado em todas as idades, incluindo crianças. Um dos benefícios mais importantes deste tratamento é conseguir o equilíbrio físico e mental e concentrar-se em proporcionar um tratamento abrangente para o problema da doença, e não um tratamento temporário.

14. Os principais fundamentos da técnica de terapia manual:

A terapia manual baseia-se na teoria da bioenergia, que acredita que o corpo é percorrido por linhas de energia chamadas "vias" ou "canais". Quando estas passagens ficam bloqueadas, provocam dores e outros problemas de saúde. Mecanismo de ação:

Movimentos manuais: As mãos são utilizadas para mover as articulações e os músculos, o que ajuda a melhorar a mobilidade e a força. Perseguir a origem da dor leva a um aquecimento e a uma melhoria imediata: Localizar a origem da dor: Os terapeutas manuais acreditam que a dor é um sinal de um problema com o fluxo de energia no corpo. Ao localizar a origem e o trajeto da dor, podem identificar bloqueios nas linhas de energia e desbloqueá-los. Calor e melhoria imediata: Um sintoma comum da terapia manual é uma sensação de calor nas partes do corpo e o desaparecimento imediato da dor e dos espasmos. Acredita-se que isto se deve à melhoria do fluxo de energia no corpo.

15. O benefício da terapia manual no tratamento da dor de movimento

A terapia manual pode ser útil no tratamento de dores de movimento, como a neuropatia múltipla, alergias ou dormência nos pés. Isto porque ajuda a melhorar a circulação sanguínea e a reduzir a dor e o inchaço

16. Aplicar a terapia manual a todas as idades:

A terapia manual pode ser aplicada a todas as idades, incluindo crianças. Benefícios da terapia manual para alcançar o equilíbrio físico e mental. Acredita-se que a terapia manual pode ajudar a alcançar o equilíbrio físico e mental, melhorando o fluxo de energia no corpo.

17. O objetivo da terapia manual é proporcionar um tratamento abrangente e não temporário:

A terapia manual tem como objetivo tratar o problema da doença de forma abrangente e não temporária. Isto é feito através da remoção de bloqueios nas linhas de energia, o que leva a melhorar a saúde geral do corpo

18. O primeiro cérebro e o segundo cérebro (A zona dos tecidos moles)

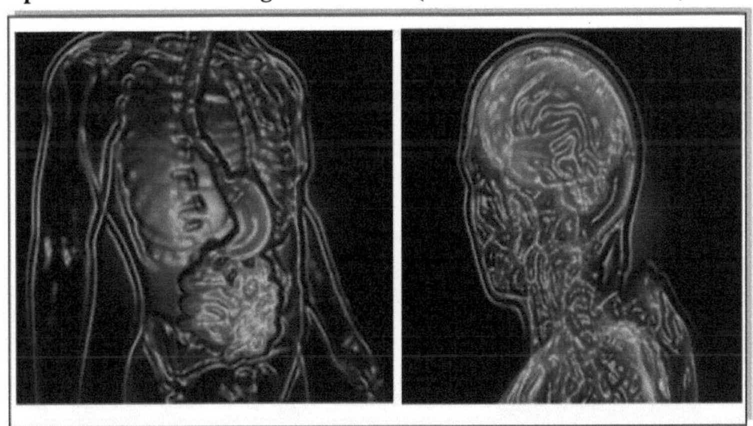

Figura 19

19. O primeiro cérebro:

É o órgão central do sistema nervoso, responsável pela coordenação de todas as funções do corpo, incluindo a sensação, o movimento, o pensamento e os sentimentos. É constituído por três partes principais:

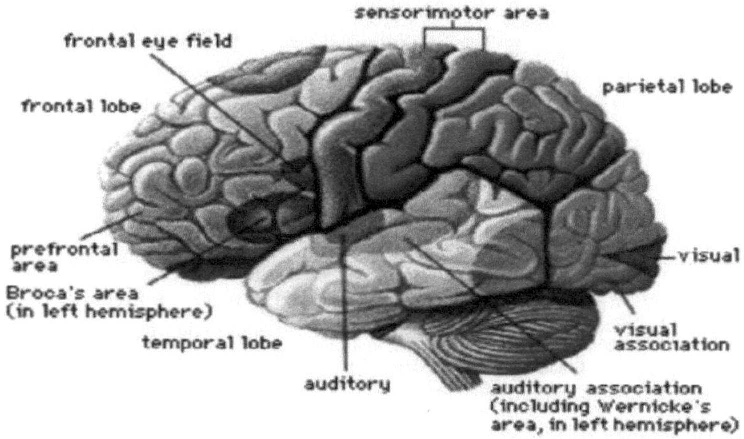

Figura 20

O cérebro: É a maior parte do cérebro. Está localizado na parte da frente da cabeça. O cérebro é constituído pelos hemisférios cerebrais direito e esquerdo e cada hemisfério é responsável por um lado do corpo. Cerebelo: é um pequeno órgão situado na parte de trás da cabeça, que desempenha um papel importante no controlo dos movimentos e do equilíbrio.

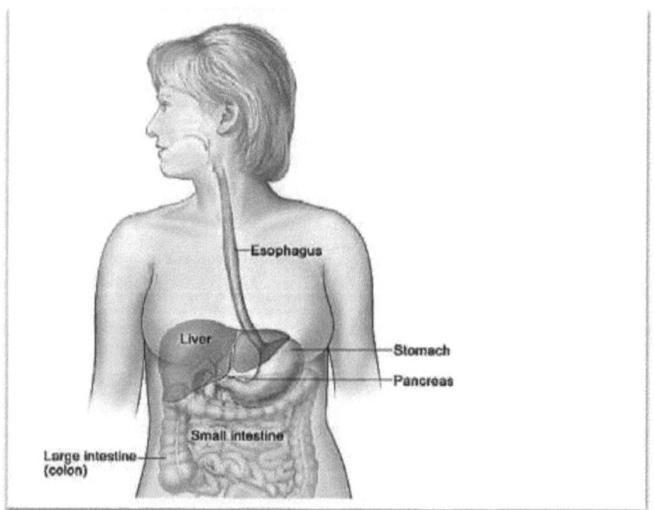

Figura 21

Tronco cerebral: é a parte inferior do cérebro, estendendo-se desde o cérebro até à medula espinal.

O tronco cerebral controla as funções básicas da vida, como a respiração, o coração e a circulação sanguínea. O primeiro cérebro é constituído por milhões de neurónios, que são as células responsáveis pela transmissão de informações e pelo processamento de sinais. Estas células estão ligadas umas às outras através de axónios, que são semelhantes a fios eléctricos. O primeiro cérebro efectua um vasto leque de

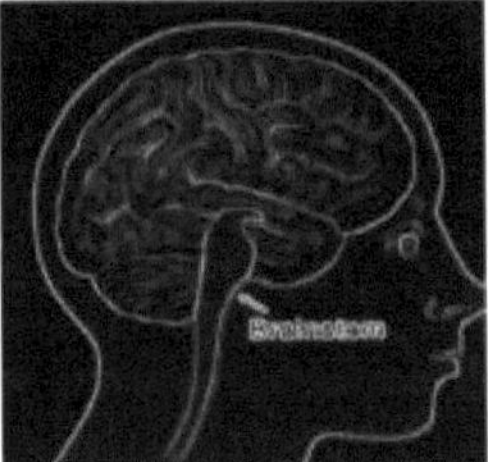

Figura 22

de funções incluindo:

Sensação: O cérebro recebe informações dos sentidos, como a visão, a audição, o tato, o olfato e o paladar.

Movimento: O cérebro controla o movimento muscular.

Pensamento: O cérebro permite que os seres humanos pensem, aprendam e resolvam problemas.**Emoções**: O cérebro controla as emoções, como a felicidade, a tristeza e a raiva.Os cientistas continuam a procurar mais informações sobre o cérebro e o seu funcionamento.No entanto, o cérebro continua a ser um dos órgãos mais misteriosos do corpo.

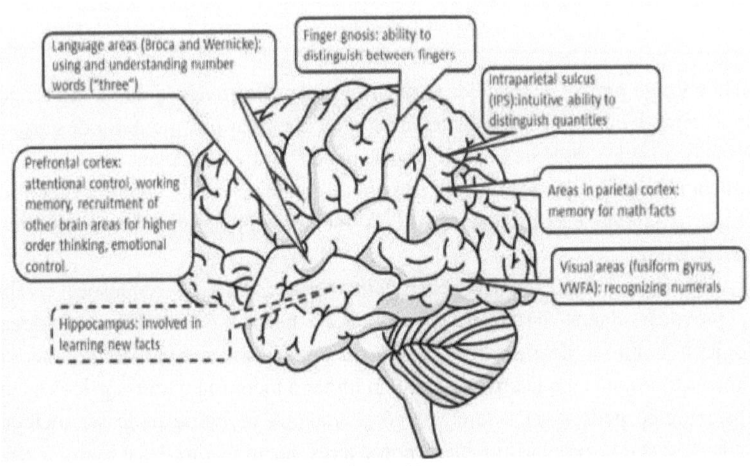

Figura 23

20. Eis alguns factos interessantes sobre o primeiro cérebro:
O cérebro de um adulto pesa cerca de 1,5 quilogramas. É constituído por cerca de 100 mil milhões de neurónios.

Consome cerca de 20% da energia total do organismo. Cresce durante a infância e a adolescência.

Continua a mudar ao longo da vida. O cérebro desempenha um papel essencial para tornar uma pessoa humana. É responsável por tudo o que fazemos, desde movimentos simples a pensamentos complexos.

22 O primeiro cérebro e a sua relação com a memória:

A memória é a capacidade de armazenar e recuperar informações. A memória desempenha um papel essencial na nossa vida quotidiana. A memória depende do cérebro, uma vez que este armazena informações numa rede complexa de neurónios. Quando aprendemos algo novo, criamos novas ligações entre os neurónios. À medida que repetimos a informação, as ligações tornam-se mais fortes.

23 . Existem dois tipos principais de memória:

Memória de curto prazo: A capacidade de armazenar informação durante um curto período de tempo, normalmente alguns segundos ou minutos.

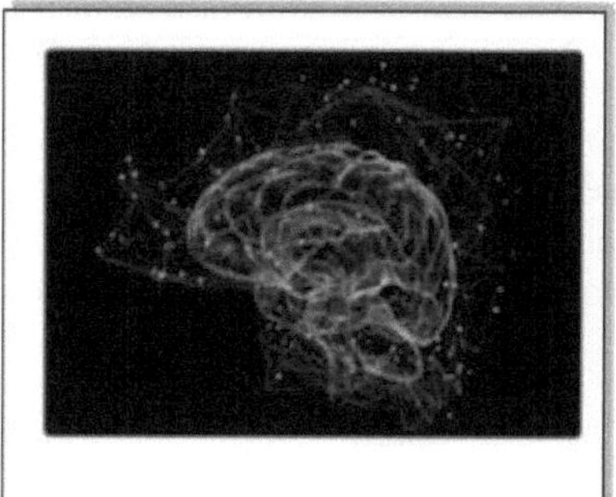

Figura 24

Memória a longo prazo: A capacidade de armazenar informação durante um longo período de tempo, que pode ser anos ou mesmo a vida inteira. A memória de curto prazo está localizada numa área do cérebro chamada córtex cerebelar.

A memória a longo prazo está localizada em diferentes áreas do cérebro, incluindo o hipocampo, o tálamo e o lobo temporal. A memória pode ser afetada por muitos factores, incluindo:

Idade: A memória tende a enfraquecer com a idade, Lesões: As lesões cerebrais podem provocar danos na memória, Doenças neurológicas: Algumas doenças neurológicas, como a doença de Alzheimer, podem levar à perda de memória, Medicamentos: Alguns medicamentos podem afetar a memória e Stress psicológico: O stress psicológico pode levar a uma memória fraca. A memória pode ser melhorada através da prática de exercícios mentais, como a resolução de puzzles e jogos, a prática de exercício físico, uma dieta saudável e um sono suficiente.

24 Eis alguns factos interessantes sobre a memória:

1-A pessoa média consegue lembrar-se de cerca de 7 números na memória de curto prazo.

2-A memória a longo prazo pode durar uma vida inteira.

3- Os traumas emocionais podem provocar perdas de memória.

4- As técnicas de memória, como a repetição e as associações, podem ajudar a melhorar a memória.

O cérebro desempenha um papel essencial na memória. Se compreendermos como funciona a memória, podemos tomar medidas para a melhorar e preservar. Mas a maioria de nós pensa que o nosso corpo tem um cérebro, mas aqui confirmamos que temos um segundo cérebro, que não está na nossa cabeça, mas a maior parte dele está no nosso estômago!

Entre os muitos sistemas nervosos do corpo, dos quais o cérebro é um deles, existe uma rede de neurónios tão densa que alguns cientistas lhe chamam o segundo cérebro, que é o sistema nervoso entérico.

25. Segundo cérebro:

O sistema nervoso entérico localizado na zona dos tecidos moles é designado por "segundo cérebro" porque contém uma rede complexa de células nervosas que se assemelha a um cérebro. O sistema nervoso entérico estende-se ao longo do trato digestivo, desde o esófago até ao ânus:

1-O sistema nervoso entérico contém cerca de 100 milhões de neurónios, mais do que o número de neurónios da medula espinal

2-O sistema nervoso entérico comunica com o cérebro através do nervo vago.

3-O sistema nervoso entérico desempenha um papel na regulação do apetite

4-O estado do sistema nervoso entérico pode ser afetado pela alimentação e por factores ambientais.

26. Funções do segundo cérebro:

O sistema nervoso entérico desempenha um papel importante em muitas funções do corpo, incluindo:

Motilidade intestinal: O sistema nervoso entérico controla o movimento dos alimentos através do sistema digestivo. Absorção de nutrientes: O sistema nervoso entérico ajuda a absorver os nutrientes dos alimentos.

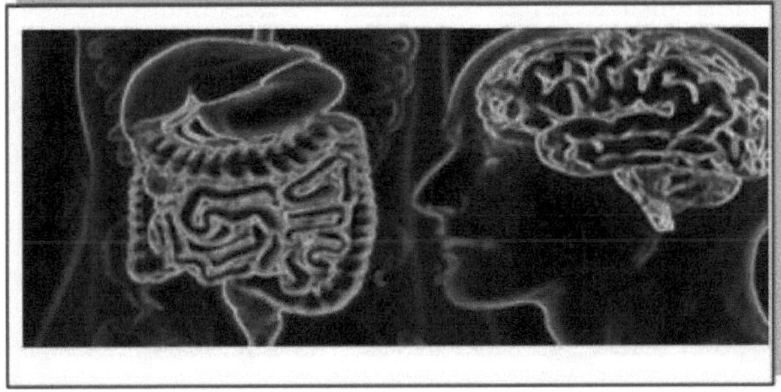

Defesa imunitária: O sistema nervoso entérico desempenha um papel na defesa imunitária contra a infeção, regulando o humor e o comportamento: O sistema nervoso entérico está ligado ao cérebro e pode desempenhar um papel na regulação do humor e

do comportamento.

26 - Aqui estão alguns factos interessantes sobre o segundo cérebro:

O sistema nervoso entérico contém cerca de 100 milhões de neurónios, mais do que o número de

neurónios na medula espinal

27. Como é que a digestão ocorre?

1-O sistema nervoso entérico comunica com o cérebro através do nervo vago.

2-O sistema nervoso entérico desempenha um papel na regulação do apetite

3-O estado do sistema nervoso entérico pode ser afetado pela alimentação e por factores ambientais.

28. Funções do segundo cérebro:

O sistema nervoso entérico desempenha um papel importante em muitas funções do corpo, incluindo: **28.1.Motilidade intestinal**: O sistema nervoso entérico controla o movimento dos alimentos através do sistema digestivo

28.2. Absorção de nutrientes: O sistema nervoso entérico ajuda a absorver os nutrientes dos alimentos.

1.1 3. defesa imunitária: O sistema nervoso entérico desempenha um papel na defesa imunitária contra as infecções.

1.4 4) Regulação do humor e do comportamento: O sistema nervoso entérico está ligado ao cérebro e pode desempenhar um papel na regulação do humor e do comportamento. Os cientistas acreditam que o sistema nervoso entérico desempenha um papel importante na saúde geral, por exemplo, há muitas evidências de que a disfunção do sistema nervoso entérico pode estar ligada a muitas condições de saúde, incluindo obesidade, diabetes e doenças cardíacas.

O sistema nervoso entérico (SNE) é grande, complexo e capaz de coordenar o comportamento gastrointestinal de forma independente do sistema nervoso central (SNC). Um SNC saudável é essencial para a vida e a disfunção do SNC está frequentemente associada a perturbações gastrointestinais. O papel que o SNC desempenha nos distúrbios neurológicos, seja como porta de entrada ou como participante, está a tornar-se cada vez mais claro. A estrutura e a neuroquímica do SNC assemelham-se à estrutura do SNC e, por conseguinte, os mecanismos patogénicos que conduzem a perturbações do SNC podem também conduzir a disfunções do SNC.

29. Como se processa a digestão

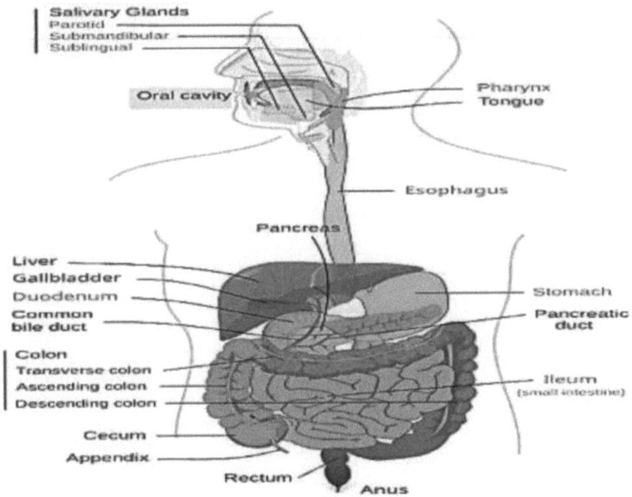

O sistema digestivo desempenha um papel essencial na manutenção da saúde do corpo, digerindo os alimentos e absorvendo os nutrientes, e fornece a energia e os materiais necessários para o crescimento e o desenvolvimento. O sistema digestivo é constituído por um conjunto de órgãos e tecidos que trabalham em conjunto para digerir os alimentos e absorver os nutrientes.

O processo de digestão começa na boca, onde os alimentos são mastigados e misturados com saliva. A saliva contém uma enzima que ajuda a decompor os amidos. Depois, a comida passa para o estômago, onde é misturada com o suco gástrico, que contém ácido clorídrico e enzimas que ajudam.

A seguir, o alimento passa para o intestino delgado, onde a maioria dos nutrientes é absorvida. O intestino delgado contém milhões de vilosidades, que são pequenas saliências que ajudam a aumentar a área de superfície para absorção.

Por fim, os alimentos passam para o intestino grosso, onde a água e os sais são absorvidos, e depois os resíduos são eliminados do corpo através do ânus.

30. Eis alguns exemplos de reacções químicas que ocorrem no sistema digestivo:

1-Degradação dos amidos: Esta reação ocorre na boca, no estômago e no intestino delgado.

A saliva e as enzimas pancreáticas ajudam a decompor os amidos em açúcares simples que o corpo pode utilizar

2-Degradação das proteínas: Esta reação ocorre no estômago e no intestino delgado.

As enzimas do estômago e do pâncreas ajudam a decompor as proteínas em aminoácidos que o organismo pode utilizar.

3-Degradação das gorduras: Esta reação ocorre no intestino delgado

Eis alguns benefícios importantes para a saúde do sistema digestivo:

1-Absorção de nutrientes: O sistema digestivo fornece ao organismo os nutrientes de que este necessita para se manter saudável.

2- Proteção do organismo contra as infecções: O sistema digestivo ajuda a proteger o corpo contra as infecções, segregando enzimas que matam as bactérias.

3- Desintoxicação: O sistema digestivo ajuda a eliminar as toxinas do corpo.

31. Sistema nervoso entérico (ENS)

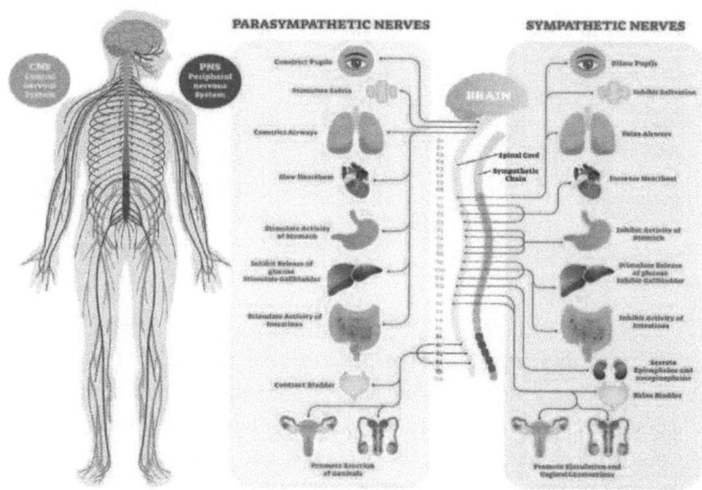

É uma rede de nervos localizada no sistema digestivo. O ENS é constituído por cerca de 100 milhões de neurónios, o que equivale ao número de neurónios da medula espinal.

O ENS desempenha um papel importante na regulação das funções gastrointestinais, incluindo:

1- Motilidade: O ENS controla o movimento intestinal, ajudando a empurrar os alimentos através do trato digestivo.

2- Absorção: O ENS controla a secreção de enzimas e hormonas que ajudam a absorver os nutrientes.

3- Defesa: O ENS controla a resposta do sistema digestivo à infeção.

O ENS pode ser considerado como um laboratório químico, onde ocorrem muitas reacções químicas que regulam as funções do sistema digestivo.

32. Seguem-se alguns exemplos de reacções químicas que ocorrem no ENS:

1- Secreção de enzimas: O ENS segrega enzimas que ajudam a decompor os alimentos.

2- Secreção de hormonas: O ENS segrega hormonas que ajudam a regular as funções do sistema digestivo.

3- Sinalização por neurotransmissores: O ENS envia sinais nervosos para o cérebro e outros órgãos.

O ENS desempenha um papel essencial na manutenção da saúde digestiva. Ao regular as funções digestivas, o ENS garante que os alimentos são digeridos corretamente e que os nutrientes são absorvidos de forma eficaz.

33. Seguem-se alguns benefícios importantes da ENS para a saúde:

1- Digestão saudável: O ENS ajuda a digerir corretamente os alimentos, fornecendo ao corpo os nutrientes de que necessita.

2- Absorção de nutrientes: O ENS ajuda a absorver eficazmente os nutrientes, apoiando o crescimento e o desenvolvimento.

3- Proteção do sistema digestivo: O ENS ajuda a proteger o sistema digestivo de infecções.

Capítulo 3

Química da transferência de energia

1. Química da transferência de energia

Uma vez que todos os tecidos moles são polímeros orgânicos e capazes de transferir energia, como se pode ver em alguns exemplos abaixo [1,14,52].

Uma célula é, portanto, capaz de obter energia a partir de açúcares ou de outras moléculas orgânicas, permitindo que os seus átomos de carbono e de hidrogénio se combinem com o oxigénio para produzir CO_2 e H_2O, respetivamente, um processo denominado respiração. A fotossíntese utiliza a energia da luz solar para produzir açúcares e outras moléculas orgânicas. Estas moléculas, por sua vez, servem de alimento a outros organismos. Muitos destes organismos efectuam a respiração, um processo que utiliza O_2 para formar CO_2 a partir dos mesmos átomos de carbono que foram absorvidos como CO_2 e convertidos em açúcares pela fotossíntese. Neste processo, os organismos que respiram obtêm a energia de ligação química de que necessitam para sobreviver. Pensa-se que as primeiras células da Terra não eram capazes nem de fotossíntese nem de respiração (ver Capítulo 14). No entanto, a fotossíntese deve ter precedido a respiração na Terra, uma vez que existem fortes indícios de que foram necessários milhares de milhões de anos de fotossíntese para que o O_2 fosse libertado em quantidade suficiente para criar uma atmosfera rica neste gás. (A atmosfera da Terra contém atualmente 20% de O_2) [1,14,52].

2. Uma pequena revisão sobre polímeros termicamente condutores e compósitos à base de polímeros[51]

Por exemplo, os emaranhados da cadeia polimérica, as extremidades da cadeia, as interfaces cristal-amorfas e os vazios impedem um transporte térmico eficiente. No entanto, estudos de simulação sugeriram que é possível obter uma condutividade térmica extremamente elevada nos polímeros. As simulações atomísticas sugeriram que uma cadeia individual de polietileno cristalino pode ter uma condutividade térmica muito elevada, possivelmente divergente [1,27], de acordo com as caraterísticas não ergódicas dos condutores unidimensionais discutidos. O facto de os polímeros comuns (por exemplo, o polietileno) serem compostos por espinhas dorsais de ligações covalentes carbono-carbono semelhantes às do diamante, um dos materiais mais condutores térmicos (acima de 1000 W/mK), incentiva a investigação no desenvolvimento de polímeros condutores térmicos com uma condutividade térmica semelhante à do diamante [1,27,52].

3. Modificação da estrutura eletrónica dos polímeros condutores para aplicações multifuncionais

A modificação da estrutura eletrónica do polipirrol, do politiofeno e da polianilina para aplicações em sensores e eléctrodos electroquímicos. Além disso, foram apresentadas de forma concisa outras aplicações, como o tratamento de águas e a energia fotovoltaica. Efeitos de dopagem, pH e síntese nas propriedades do polímero, além de reações fotoquímicas: Isomerização de Alquenos[1,53].

A taxa de transferência de calor entre sistemas físicos era medida pela transferência de calor. O desempenho de todos os sistemas biológicos e dos seus componentes era limitado pelos processos de transferência de calor. Sabia-se que existem três tipos diferentes de transferência de calor: condução, convecção e radiação. Para além disso, a transferência de calor à microescala, a transferência de energia térmica ao nível da microescala. É apresentada a transferência de energia térmica em sistemas biológicos, como o corpo humano. É introduzida a equação de Pennes para o bio-calor e são apresentados vários estudos de caso, como a aplicação de um campo magnético na hipertermia e a aplicação de ondas ultra-sónicas em biossistemas [55].

Capítulo 4

Casos tratados com as ciências da terapia manual
Por
Professor Dr. Mohammed Khaled Alboqai Fundador do Al-Baqaei World for Rehabilitation Engenharia do corpo utilizando a área dos tecidos moles

A ciência da engenharia corporal provou, através de centenas de histórias de sucesso escritas ao longo de trinta anos, que é uma ciência baseada no tratamento de casos que outros métodos deixaram de tratar. É uma ciência completamente independente, paralela a outras ciências numa linha reta sem qualquer interferência. A engenharia do corpo também concorda com outras ciências em muitas coisas, mas também pode discordar noutras. A engenharia do corpo baseia-se no tratamento preventivo, curativo e complementar, o que significa que é preventivo antes de a doença ocorrer, curativo quando ocorre e complementar quando outros métodos, como a medicina e outros tipos de ciências, deixam de tratar esses casos, porque não há doença que não tenha cura. Por outras palavras, todas as doenças, graças a Deus, têm primeiro diferentes métodos de tratamento, o mais importante dos quais é a engenharia corporal e a terapia manual.

1- A história de Basil Atir

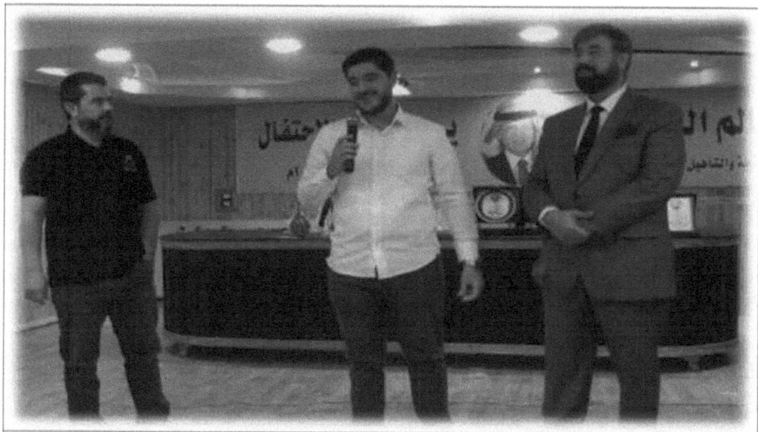

Basílio foi ferido por um tiro na perna, que o deixou completamente incapacitado, o pai dele disse que ele foi atingido por um tiro que entrou pela coxa direita, passou pelo joelho e saiu pela perna, os vasos sanguíneos foram afectados, os ossos e os músculos foram danificados, assim como o nervo que alimenta a perna, mesmo depois da cirurgia no hospital, A atrofia e a incapacidade de mover o pé continuaram, todos os tratamentos foram incapazes de alcançar a melhoria desejada, mas depois de ir ao mundo Al-Boqai, começou a melhorar incrivelmente desde as primeiras sessões e voltou a praticar a sua vida normal sem coxear ou qualquer outro problema, o que surpreendeu toda a gente, mesmo os seus antigos médicos.

O testemunho do treinador de taekwondo de Basil, cujo nome é Osama Shaloul, foi que quando Basil entrou nos seus cursos de taekwondo, não notou qualquer defeito ou fraqueza no seu pé. Pelo contrário, ficou surpreendido por Basil ter sido anteriormente exposto a tiros e o seu pé ter atingido a fase de amputação e ter reparado que ele era ativo, corria e brincava. Não havia qualquer diferença entre o pé direito e o esquerdo, e o desenvolvimento muscular em ambos os pés era excelente e idêntico. Tudo isto graças ao mundo de Al-Boqai, depois de Deus. Quanto a Basílio, relatou o seu testemunho quando era criança. Disse: "Chamava ao Dr. Mohammed Al-Boqai o mágico porque, graças ao seu esforço, os meus pés melhoraram muito."

Após 14 anos, Basil, o estudante universitário, volta a reconhecer a graça do Dr. Muhammad, que o tratou durante um período de 9 meses e o salvou da amputação do pé. Basil visita o Boqai World e conta a história da sua recuperação, do regresso do seu pé ao estado normal e da sua excelência no taekwondo, e os louros vão para o Boqai World, sob a supervisão do Dr. Muhammad, depois de Deus.

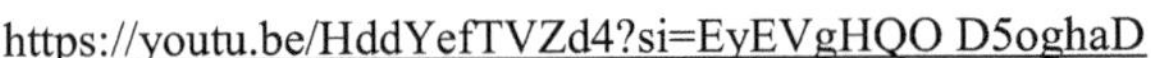

https://youtu.be/HddYefTVZd4?si=EyEVgHQO_D5oghaD

https://youtu.be/HddYefTVZd4?si=EyEVgHQO D5oghaD

2-A história de sucesso de Abdul Rahman Al-Ajmi

(A criança sofria de falta de oxigénio, paralisia cerebral, lentidão grave e incapacidade de ver ou falar em resultado da remoção de tumores cerebrais) (Um grupo de deficiências num caso)

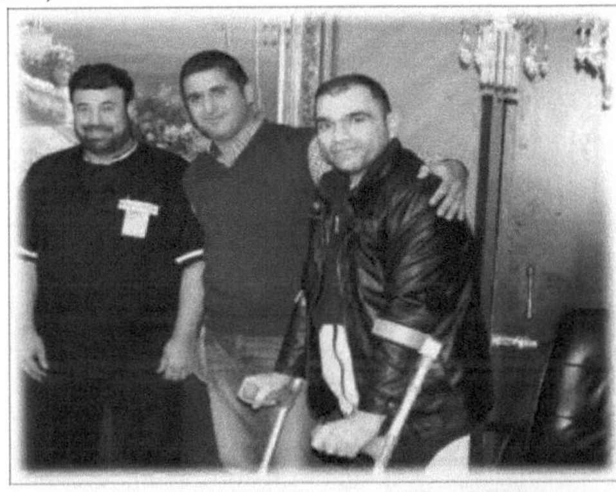

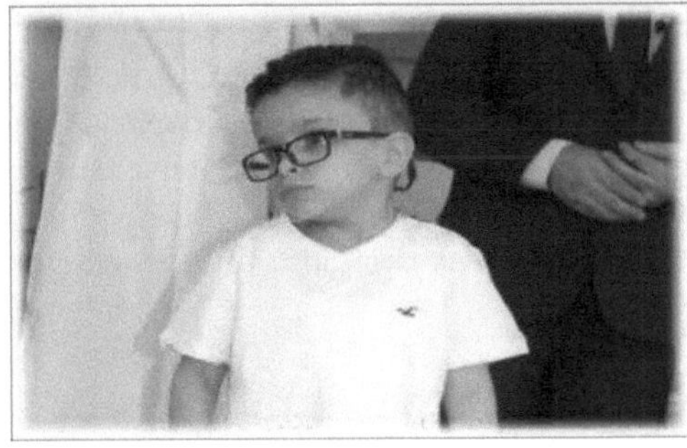

A mãe contou que, no quinto mês de gravidez, tinha sofrido uma hipoglicemia súbita. Quando foi feita uma ecografia ao feto, verificou-se que havia um tumor pouco claro. Após o nascimento, confirmou-se a existência de 3 tumores na parte de trás da cabeça, que foram retirados, mas que deixaram efeitos infelizes e Abdul Rahman não se sentava, não falava, não se levantava nem gatinhava. O pai acrescenta que Abdul Rahman, nascido em 2013, sofria de tetraplegia, atrofia ocular, estrabismo e desvio, e os médicos não conseguiram nenhum tratamento, nem no Kuwait nem em toda a Europa, porque se trata de uma doença muito rara. Os pais dirigiram-se ao mundo Al-Boqai com confiança, pois chegaram até ele através de um amigo da família. O Dr. Mohammed deu-lhes a esperança que tinham procurado durante tanto tempo. A melhoria começou ao fim de apenas 20 dias, quando Abdul Rahman começou a beber um pouco de sumo, e o tratamento continuou durante um primeiro período de um ano, após o qual Abdul Rahman pôs-se de pé e falou um pouco. O vocabulário e hoje, Abdul Rahman, depois de relatórios médicos que provam a incapacidade de todas as ciências médicas o tratarem, as suas condições melhoraram de menos de zero para 80%, graças a Deus, e depois ao cientista Al-Boqai.

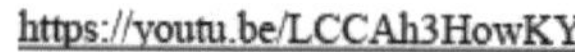 

https://youtu.be/LCCAh3HowKY

3-Buraq **Juma**

O jovem engenheiro palestiniano Buraq Juma, que sofria de hemiplegia e de incapacidade de locomoção, foi um dos casos difíceis que se deslocou a muitos locais para receber tratamento, sem sucesso, e acabou por ir parar à República Checa, considerando que se trata de um país preocupado com a reabilitação. Descobriu então que se tratava de tratamentos a longo prazo que não eram satisfatórios para Buraq, pelo que este permaneceu numa condição miserável, numa cadeira de rodas, incapaz de controlar os membros inferiores e de controlar a urina e as fezes. Tudo isto resultava de uma fratura na coluna vertebral, com a quebra da quarta vértebra (L4), e todas as operações cirúrgicas não resultaram até o engenheiro Buraq ter ido ao mundo de Al-Boqai e ter encontrado

Jordan com grandes dúvidas sobre a obtenção de resultados que o satisfizessem e correspondessem às suas esperanças,

Após consenso em mais do que um país de que a sua condição era desesperada e não iria melhorar, o Dr. Muhammad foi contactado e o caso foi avaliado, tendo-se iniciado a fase de tratamento manual. Em apenas 6 meses, Buraq conseguiu andar de pé e realizar todas as tarefas que lhe eram atribuídas. Tudo isto graças a Deus Todo-Poderoso e às mãos do engenheiro, cientista e investigador do corpo, o Dr. Mohammed Khaled Al-Boqai.

https://youtu.be/tKeHy5E1ZbA?si=7stJEf588RYsC2K

https://youtu.be/tKeHy5E1ZbA?si=7stJEf588RYsC2K

4-A história de Nora Alsabhan

A história da menina para quem a medicina concorda que não há tratamento nem cura e que, se sobreviver, viverá apenas 4 anos numa situação má

A mãe começou por lhe dizer:

Que a sua filha, Noura, foi exposta a um erro durante o parto, e o primeiro problema com que se deparou foi o choro constante sem saber a razão (era um choro intenso que não se conseguia descrever). Foi levada a um pediatra, especialmente porque sofria de febre alta, pelo que lhe foram administrados antibióticos e um redutor de febre sem sucesso.... visitas a hospitais começaram quase diariamente, e os médicos pensaram que o diagnóstico era apenas cólica. Não há dúvida de que Noura tinha dores e, infelizmente, a mãe seguiu um mau conselho e recorreu ao engomar, e os sinais do engomar ainda hoje estão presentes. O neurologista pediu uma radiografia à cabeça e uma TAC, e eis a catástrofe. De acordo com os resultados das imagens, Noura sofria de atrofia cerebral e de falta de oxigénio, o que lhe provocava uma constrição dos nervos em consequência da asfixia ocorrida durante o parto. Mas Deus Todo-Poderoso quis que ela se curasse quando começou as sessões de reabilitação com o especialista Dr. Começou a andar pouco a pouco e, após um período de reabilitação, aproximou-se do normal, pois começou a falar e a andar bem. Os créditos e agradecimentos vão para o especialista, Muhammad Al-Boqai

https://youtu.be/s65 ITjtcGE?si=I3E1qDGpWd5kYa1F

5-A história de sucesso de Amal Al Ibrahim

do Sultanato de Omã, que sofria de uma perturbação do equilíbrio quando estava de pé ou a andar. Amal contraiu brucelose e, devido a complicações decorrentes do tratamento e dos medicamentos, teve problemas de equilíbrio e não conseguia controlar-se. Amal não encontrou qualquer tratamento em Omã, quer governamental quer privado, pelo que viajou para a Tailândia e também não encontrou quaisquer resultados até chegar ao Al-Boqai World e começar a sessão de avaliação com o Dr. Mohammed, que concluiu que o único tratamento seria um tratamento estimulante para células, tecidos e nervos.

https: //youtu.be/c0w9Kxm6bq4? si=qtQo yGabF eY JUIn

6-A história de sucesso de uma criança iraquiana de 6 anos

Da Mesopotâmia, do Iraque, do arabismo, da autenticidade e da história, da cidade abássida, apareceu-nos uma criança num caso muito difícil: tinha paralisia cerebral e vários problemas físicos que o impediam de viver a sua vida normal. As autoridades competentes ouviram a história e o seu estado foi estudado, tendo sido elaborados vários relatórios médicos, confirmando que se tratava de uma doença que não respondia a qualquer tratamento e descrevendo que não havia tratamento nem cura. Alguns organismos científicos sugeriram o envio da criança para o Reino Hachemita da Jordânia, depois de terem ouvido as histórias de sucesso espantosas do Al-Boqai World. A criança foi tratada e melhorou 30-40% após um período de tempo passado no Mundo Al-Boqai. A criança foi então entregue à embaixada iraquiana. Em sinal de gratidão, a embaixadora do Estado do Iraque visitou o Al-Boqai World para ir buscar a criança. Apreciou os esforços do Dr. Al-Boqai e do pessoal do centro e elogiou os cuidados prestados e os progressos científicos testemunhados pelo Reino sob o patrocínio abençoado de Sua Majestade o Rei Abdullah bin Al-Hussein, o Grande. Realizaram-se consultas entre a embaixada e o mundo Al-Boqai sobre a necessidade de exportar a ciência da engenharia corporal e da terapia manual para o Iraque.

https://youtu.be/XW_fy4V_So5jE?_si=_nT9psXXnrQGV_d0

7-A história de Miral Rakibat do Ma'an

Os pais tiveram uma filha, Miral, após vinte anos de casamento. À nascença, na sequência de um erro médico, sofreu uma luxação do ombro direito e uma rutura do plexo braquial. Após investigação e exames em clínicas e centros de Ma'an, foi pedido aos pais da menina que esperassem 7 meses até iniciarem o plano de tratamento. Os pais comunicaram através das redes sociais com o Al-Boqai World for Comprehensive Care and Rehabilitation e o tratamento começou. Desde a terceira semana do plano de tratamento, a criança começou a mexer a mão e a taxa de recuperação foi superior a 95%.

https://youtu.be/1d3JFCWm95o?si=7_iWGuZl8dV1YwKg

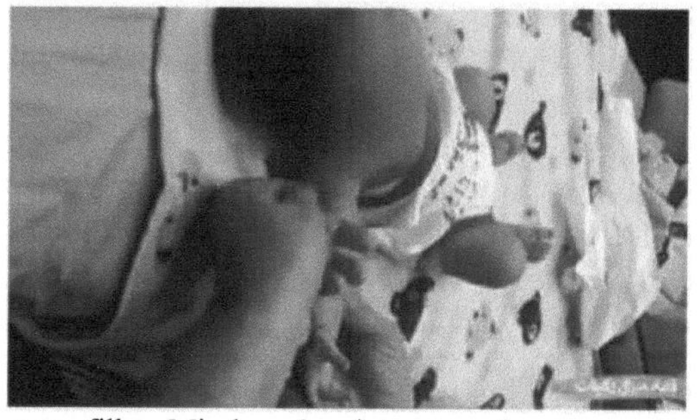

Os pais tiveram uma filha, Miral, após vinte anos de casamento. À nascença, na sequência de um erro médico, sofreu uma luxação do ombro direito e uma rutura do plexo braquial. Após investigação e exames em clínicas e centros de Ma'an, foi pedido aos pais da menina que esperassem 7 meses até iniciarem o plano de tratamento. Os pais comunicaram através das redes sociais com o Al-Boqai World for Comprehensive Care and Rehabilitation e o tratamento começou. Desde a terceira semana do plano de tratamento, a criança começou a mexer a mão e a taxa de recuperação foi superior a 95%.

https://youtu.be/_1d3JFCWm95o?si=7_iWGuZl8dV_1YwKg

8-A história de sucesso da criança Hassan Haddad

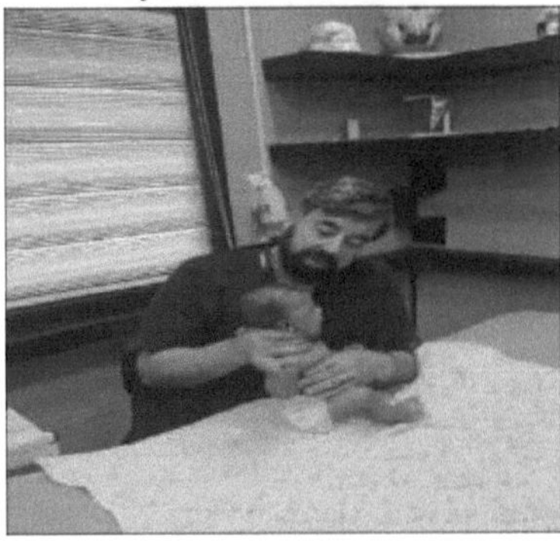

Chegou ao Al-Boqai World vindo do Sultanato de Omã com 27 anos de idade. A 9 de maio de 2023, o seu estado foi diagnosticado, de acordo com os relatórios que estudaram o caso nos hospitais do Sultanato, como^ Hemorragia cerebral do lado direito, tensão arterial elevada e falta de oxigénio. Foi tratado e, após dois meses, graças a Deus Todo-Poderoso, voltou a ser uma criança normal.

https://youtu.be/nz2bhhGYWSo?si=BKI ayG uzRep5v6

9-A história do jovem Rami Al-Sanglawi

Rami sofria de dores fortes e dormência nas pernas, que se estendiam às costas. As dores continuavam mesmo com analgésicos fortes, depois de ter visitado muitos médicos e hospitais na Jordânia e de ter feito análises ao sangue e radiografias.Foi decidido efetuar uma intervenção cirúrgica imediata, mas um dia antes de a realizar, o jovem Raimi visitou o hospital Al-Boqai para receber cuidados completos e reabilitação, pois não conseguia andar sozinho. Após a sessão de avaliação realizada pelo Dr. Al-Boqai, verificou-se que o caso de Rami era um caso especial, pois a sua estrutura é fraca e deve ser tratado através da área dos tecidos moles. Foi tratado em sessões sucessivas sem necessidade de cirurgia.

https://youtu.be/iKzCt02WSvE?si=I2QzuHxb-mG5SQK

10-A história de sucesso da criança Baraa Shaqfa, , que foi exposta a uma agulha incorrecta no nervo ciático, o que provocou lesões nos nervos sensoriais e motores, e foi tratada pelo engenheiro corporal, Dr. Mohammed Al-Boqai. O seu pai, Muhammad Shaqfa, diz que Baraa tinha contraído gripe, pelo que foi levado ao médico que lhe administrou uma injeção intramuscular, mas esta provocou lesões nos nervos sensoriais e motores, pelo que sofria de pé caído e incapacidade de andar. Graças a Deus e aos esforços do Dr. Muhammad Al-Boqai.

Baraa foi tratada durante um curto período de tempo e todos os ossos da bacia, do metatarso e do joelho estão em excelentes condições

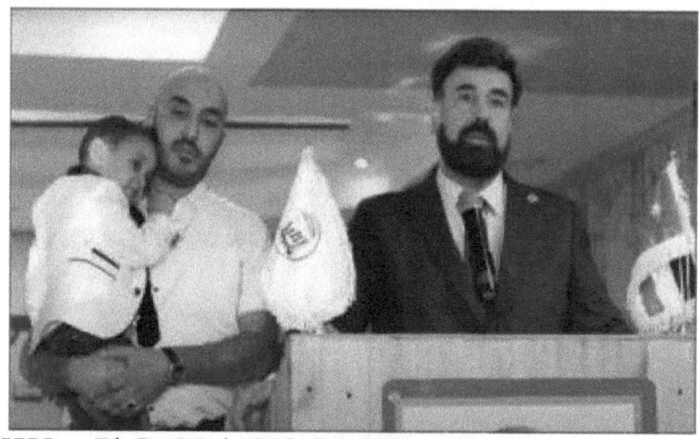

https://youtu.be/u5X5awPhCaQ?si=S0i-6xMtUwuXAeFa

11-A história de sucesso da criança Abdullah Ahmed do Sultanato de Omã A criança Abdullah sofria de falta de oxigénio, o que levou a um relaxamento muscular completo em todas as partes do corpo. Graças a Deus, e depois ao cientista Al-Boqai, Abdullah não sofre atualmente de qualquer problema. O pescoço está normal e ele consegue controlar facilmente os seus membros. Abdullah regressou ao seu país em segurança, depois de ter vindo para a Jordânia sem se poder mexer.

https://youtu.be/itu2J3wcg3M?si=GQ88zuY5ni5nf8sb

12. A história de sucesso de Jana Al-Dosari no Reino da Arábia Saudita

A criança, Jana, sofreu durante mais de 14 anos de uma rutura do plexo braquial, deslocação do ombro e incapacidade de se mover (paralisia do plexo braquial). Durante este período, oscilou entre uma melhoria de 10% seguida de uma recaída de 20-30%, tudo isto em resultado de um erro durante o parto e quando os médicos decidiram exigir uma operação, a família consultou o Hospital Americano na Tailândia, que decidiu proibir completamente a operação e acrescentou que a doença não recuperaria completamente, mas poderia mesmo parar.

A família deslocou-se a Al-Boqai World, Jordânia - Irbid, e a sessão de avaliação tinha-se realizado anteriormente em Riade. O tratamento continuou durante um ano, até que se registaram melhorias significativas após paciência, boa fé em Deus e tratamento de terapia manual pelo engenheiro corporal, Dr.

Mohammed Khaled Al-Boqai

https://www.youtube.com/watch?v=VM0kvRAg_sQ

https://www.youtube.com/watch?v=VM0kvRAg sQ

13-A história de sucesso do Sr. Khaled Al-Hayek (Abu Al-Abd)

O Sr. Abu Al-Abd sofria de uma doença discal (hérnia discal) no pescoço e na região lombar

Durante 20 anos, e uma dor excruciante que o impedia de dormir ou de se sentar corretamente numa cadeira, recorreu hesitantemente ao mundo Al-Boqai, com base em vários conselhos, e durante três meses de tratamento diligente com o Dr. Mohammed, sentiu

cura, graças a Deus Todo-Poderoso.

https://www.youtube.com/watch?v=WyhNi52U2z8

Conclusão:

A saúde é fundamental para a qualidade de vida e as técnicas de reabilitação inovadoras, como a terapia manual que utiliza métodos de tecidos moles, estão a dar passos significativos no tratamento de doenças que as terapias convencionais muitas vezes não conseguem resolver. Estes métodos envolvem a aplicação de pressão direcionada em áreas específicas dos tecidos moles para melhorar a função dos órgãos, melhorar a circulação e apoiar a saúde geral. Ao abordar questões subjacentes que os tratamentos tradicionais podem não detetar, a terapia dos tecidos moles oferece uma nova abordagem aos cuidados dos doentes. A integração da inteligência artificial na reabilitação das mãos melhora ainda mais estas técnicas, permitindo um tratamento mais personalizado e adaptável através de sistemas robóticos avançados. As ferramentas de reabilitação baseadas em IA melhoram a precisão, a eficácia e o envolvimento da terapia, oferecendo uma via promissora para a gestão de condições de saúde complexas. Em conjunto, estes avanços representam uma evolução significativa na medicina de reabilitação, com o objetivo de melhorar os resultados e a qualidade de vida dos doentes, abordando um leque mais vasto de desafios na área da saúde com cuidados mais eficazes e personalizados

Agradecimentos

Gostaríamos de expressar a minha profunda gratidão ao Sr. **Sobhy Elemam Elemam Etman**, Chefe do Centro de Formação da União Árabe para as Ciências Culturais e Literárias, A. R.E., acreditado pela Comissão Europeia em 8/3/2022 no Centro do Património Mundial da UNESCO nas Nações Unidas, e à sua equipa de trabalho pelo seu apoio neste trabalho. Gostaríamos também de expressar os nossos agradecimentos ao **Dr. Sherif Enagdy**, Professor de microbiologia na Faculdade de Ciências da Universidade do Cairo, pelo seu esforço e apoio neste trabalho.

Referências

[1]M. K. Alboqai e T. M. A Eldebss. Tecnologia Terapêutica Avançada em Terapia da Mão: A Side-Effect-Free Approach to Soft Tissue Rehabilitation Through Body Engineering. Glob. Jor. Sc. Res. 2024.

[1a]Gonzalez, A., Garcia, L., Kilby, J. et al. Dispositivos robóticos para reabilitação pediátrica: uma revisão das caraterísticas de conceção. BioMed Eng OnLine 20, 89 (2021).

https://doi.org/10.1186/s12938-021-00920-5

[2]Alboqai, M. K. (2017). Introdução à engenharia de reabilitação para ciências da terapia manual. Departamento da Biblioteca Nacional. ISBN: 978-9957-67-209-6. Número de depósito: 6256/12/2017

[3] Carlson, B.M. 2004, Human Embryology and Developmental Biology, 3rd edn, Mosby, Saint Louis

[4] Martini, F.H., Timmons, M.J. & Tallitsch, R.B. 2012, Human Anatomy, 7th edn, Pearson Benjamin Cummings, San Francisco

[5] Sisken, B. & Walker, J.L. 1995, "Therapeutic Aspects of Electromagnetic Fields for Soft-Tissue Healing", em Electromagnetic Fields, American Chemical Society, pp. 243-258. doi: 10.1021/ba-1995-0250.ch015

[6] El Geidie, A. (ed.) 2023, Gallbladder - Anatomy, Pathogenesis, and Treatment, IntechOpen. doi: 10.5772/intechopen.1000409

.[7] Boron, W.F. 2017, Medical Physiology, 2nd edn, Elsevier, Philadelphia

[8] Fleming, M.A., Ehsan, L., Moore, S.R. & Levin, D.E. 2020, 'The Enteric Nervous System and Its Emerging Role as a Therapeutic Target', Gastroenterology Research and Practice, vol. 2020, artigo 8024171. doi: 10.1155/2020/8024171.

[9] Folorunso, O., Olukanmi, P. & Thokozani, S. 2023, 'Conductive Polymers' Electronic Structure Modification for Multifunctional Applications', Materials Today Communications, vol. 35, artigo 106308. doi: 10.1016/j.mtcomm.2023.106308

[10] Al-Salem, A.H. 2024, The Spleen: Anatomy, Physiology and Diseases, Springer, Singapura. doi: 10.1007/978-981-99-6191-7.

[11] Velez-Guerrero, M., Callejas-Cuervo, M. & Mazzoleni, S. 2021, 'Exoesqueletos robóticos vestíveis baseados em inteligência artificial para reabilitação do membro superior: A Review", Sensors, vol. 21, artigo 2146. doi: 10.3390/s21062146

[12] Grundy, D. 2023, Gastrointestinal Motility: The Integration of Physiological Mechanisms, Springer, Países Baixos. doi: 10.1007/978-94-010-9355-2

[13] Berne, R.M. & Levy, M.N. 2008, Physiology, 6th edn, Elsevier, Philadelphia

[14] Alberts, B., Johnson, A., Lewis, J., et al. 2002, Molecular Biology of the Cell, 4th edn, Garland Science, New York.

[Angela Rao ,Louise D. Hickman ,David Sibbritt , Phillip J. Newton and Jane L. Phillips,Is energy healing an effective non-pharmacological therapy for improving symptom management of chronic illnesses? Uma revisão sistemática Terapias Complementares na Prática Clínica25(2016), 26-41

[15]Allen, D.C. & Cameron, R.I. 2004, Histopathology Specimens: Clinical,

Pathological and Laboratory Aspects, Springer-Verlag London, Berlin Heidelberg.

[16]   . Lei, L., Tung, C. & Lo, K. 2014, 'The Origin of Meridians', Chinese Medicine, vol. 5, no. 2, pp. 71-74. doi: 10.4236/cm.2014.52008.SBN: 1-85233-597-1.

[17]   Xu, Y., Wang, X. & Hao, Q. 2021, 'A Mini Review on Thermally Conductive Polymers and Polymer-Based Composites', Composites Communications, vol. 24, artigo 100617. doi: 10.1016/j.coco.2021.100617.

[18]   Kierszenbaum, A.L. 2002, Histology and Cell Biology: An Introduction to Pathology, Mosby, St. Louis.

[19]   Hansel, D.E., Kane, C.J., Paner, G.P. & Chang, S.S. (eds.) 2015, The Kidney: A Comprehensive Guide to Pathologic Diagnosis and Management, Springer, New York. doi: 10.1007/978-1-4939-3286-3.

[20]   Wang, X. 2015, "Control and Experimental Research of Hand Exoskeleton Based on Active Rehabilitation Strategy", Tese de Mestrado, Instituto de Tecnologia de Harbin, Harbin, China.

[21]   Grundy, D. 1985, Gastrointestinal Motility: A integração da fisiologia

[22]   Kelley, M. 2002, 'Strategies for innovative energy-based nursing practice: the Healing Touch program', SCI Nursing, vol. 19, no. 3, pp. 117-124. PMID: 12510515.Mechanisms, MTP Press, Kluwer Boston Inc. ISBN-13: 978-94-010-9357-6

[23]   Sociedade Americana do Cancro. Sobre o Sarcoma dos Tecidos Moles. 2014: https://www.cancer.org/cancer/soft-tissue-sarcoma/about.html.

[24] Sociedade Americana de Oncologia Clínica. Sarcoma, tecidos moles. 2017: https://www.cancer.net/cancer-types/sarcoma-soft-tissue.

[25]   Martini FH, Timmons MJ, Tallitsch RB. Anatomia Humana. 7ª ed. São Francisco: Pearson Benjamin Cummings; 2012.

[26]   Instituto Nacional do Cancro. Tratamento do Sarcoma dos Tecidos Moles do Adulto (PDQ®) Versão para doentes. 2017: https://www.cancer.gov/types/soft-tissue-sarcoma/patient/aduft-soft-tissue- treatment-pdq.

[27] Penn Medicine. Tudo sobre Sarcoma de Tecido Mole. Universidade da Pensilvânia;   2016:   https://www.oncolink.org/cancers/sarcomas/sarcoma-soft-tissue/all-about-soft-tissue- sarcoma

[28]   Sexto Workshop de Processamento de Sinais Multidimensionais, Data da Conferência: 06-08 de setembro de 1989 Data de adição ao IEEE Xplore: 06 de agosto de 2002 ,DOI:
10.1109/MDSP.1989.97016 Publisher: IEEE Local da Conferência: Pacific Grove, CA, EUA

[29]   Terapia energética: Onde o misticismo se encontra com a ciência STANFORD: Estudo clínico testa se a terapia energética pode aliviar os efeitos debilitantes da quimioterapia Por Carrie Sturrock, Chronicle Staff Writer 26 de maio de 2008

[30]   Toque de Cura Durante Infusões de Quimioterapia para Mulheres com Cancro da Mama ID do ensaio: NCT00533663, www.stanford. edu

[31]   Stanford Medicine News Center A terapia de equilíbrio energético proporciona alívio a doentes com cancro da mama? A terapia de equilíbrio energético proporciona

alívio a doentes com cancro da mama? Partilhar 16 de maio de 2006

[32]   Histopathology Specimens Clinical, Pathological and Laboratory Aspects, Derek C.Allen and R. Lain C Cameron, ISBN 1-85233-597-1 Springer- Verlag London Berlin Heidelberg a member of Bertelsmann Springer Science+ Business Media GmbH SpringerVerlag London Limited 2004

[33]   Bruce M. Carlson (2004). Human Embryology and Developmental Biology, 3ª edição, Saint Louis: Mosby. Richard Coico, Geoffrey Sunshine, Eli Benjamini (2003). Immunology: a short course. New York: Wiley-Liss. Abraham L. Kierszenbaum (2002). Histologia e biologia celular: uma introdução à patologia. St. Louis: Mosby.

[34]   Motilidade gastrointestinal, a integração dos mecanismos fisiológicos
Por David Grundy ISBN-13: 978-94-010-9357-6 e-ISBN-13: 978-94-010-9355-2
DOT: 10.1007/978-94-010-9355-2

[35]   Estratégias para uma prática de enfermagem inovadora baseada na energia: o programa   Healing   touch-sci   Nurs.   2002   fall,19(3):117-24. http://www.ncbi.nlm.nih.gov/entrez/guery.fcgi

[36]   Toque de cura , http://www.skepdic.com/healingtouch.html
Remove as toxinas do sangue do corpo, mantém níveis saudáveis de açúcar no sangue, regula a coagulação do sangue e desempenha centenas de outras funções vitais

[37]   Bruce M. Carlson (2004). Human Embryology and Developmental Biology, 3ª edição, Saint Louis: Mosby. Richard Coico, Geoffrey Sunshine, Eli Benjamini (2003). Immunology: a short course. Nova Iorque: Wiley-Liss. Abraham L. Kierszenbaum (2002). Histologia e biologia celular: uma introdução à patologia. St. Louis: Mosby.

[38]   A. El Geidie, Ed., 'Gallbladder - Anatomy, Pathogenesis, and Treatment'. Intech Open, 17 de outubro de 2023. doi: 10.5772/intechopen.1000409.ISBN 978-1-83769-786-1 PRINT ISBN 978-1-83769-787-8 EBOOK (PDF) ISBN 978-1-83769-788-5

[39]   Donna E. Hansel - Christopher J. Kane Gladell P. Paner - Sam S. Chang Editores The Kidney, A Comprehensive Guide to Pathologic Diagnosis and Management ISBN 978-14939-3285-6 ISBN 978-1-4939-3286-3 (eBook) DOI 10.1007/978-1-4939-3286-3 Número de controlo da Biblioteca do Congresso: 2015955743

[39a] Capítulo 7 - Canais paracelulares em sistemas de órgãos
O canal paracelular https://doi.org/10.1016/B978-0-12-814635-4.00007-3
2019, Páginas 93-141

[40]   Instituto Nacional de Diabetes e Doenças Digestivas e Renais

[41]   David Grundy (1985) Gastrointestinal Motility The Integration of Physiological Mechanisms, MTP Press A division of Kluwer Boston Inc. ISBN-13: 978-94-010-9357-6

[42]   Nursing Times [online] outubro 2019 / Vol 115 Issue 10 www.nursingtimes.net
28- Lippincott's Illustrated Reviews: Physiology (2013)

[43]-Medical Physiology, Updated second edition (Walter F. Boron, MD, PhD)

[44]   Ahmed H. Al-Salem , The Spleen Anatomy, Physiology and diseases ISBN 978-98199-6190-0 ISBN 978-981-99-6191-7 (eBook) https://doi.org/10.1007/978-

981-99-6191-7

[45]   Berne & Levy, Fisiologia, 6ª edição, edição actualizada

[46]   Ganong's Review of Medical Physiology, 26ª edição

[47]   Instituto Nacional de Diabetes e Doenças Digestivas e Renais

[48]   Fleming MA 2nd, Ehsan L, Moore SR, Levin DE. O sistema nervoso entérico e o seu papel emergente como alvo terapêutico. Gastroenterology Res Pract. 2020 Sep 8;2020:8024171. doi: 10.1155/2020/8024171. PMID: 32963521; PMCID: PMC7495222

[49]   Therapeutic Aspects of Electromagnetic Fields for Soft-Tissue Healing maio de 1995,DOI: 10.1021/ba-1995-0250.ch015 Em livro: Campos Electromagnéticos Betty SiskenBetty SiskenJanet L Walker Janet L Walker

[50]   Capítulo 7 - Canal paracelular em sistema de órgãos
O canal paracelular https://doi.org/10.1016/B978-0-12-814635-4.00007-3
2019, Páginas 93-141

[51]   Fontanella, C.G.; Carniel, E.L. Biomecânica de órgãos ocos: Testes experimentais e modelagem computacional. Bioengenharia 2023, 10, 175. https://doi.org/10.3390/bioengineering10020175

[52]   Yanfei Xu, Xiaojia Wang, Qing Hao, Uma pequena revisão sobre polímeros termicamente condutores e compósitos à base de polímeros, Composites Communications, Volume 24, 2021, 100617, ISSN 2452-2139. https://www.sciencedirect.com/science/article/pii/S2452213920303442

[53]   Oladipo Folorunso, Peter Olukanmi, Shongwe Thokozani, Modificação da estrutura eletrónica dos polímeros condutores para aplicações multifuncionais, Materials Today
Communications, Volume 35, 2023, 106308, ISSN 2352-4928. https://www.sciencedirect.com/science/article/pii/S2352492823009996

[54]   The Gaseous State ,The Commonwealth and International Library: Divisão de Química; N.G. PARSONAGE M.A., D.PHIL.,1966, Páginas 134-150 ,O Estado Gasoso, CAPÍTULO 10 - TRANSFERÊNCIA DE ENERGIA,
ttps://doi.org/10.1016/B978-0-08-011867-3.50017-9.

[55]Nano and Bio Heat Transfer and Fluid Flow, Majid Ghassemi, Azadeh Shahidian (2017) P 31-56 ,Chapter 3 - Biosystems Heat and Mass Transfer.

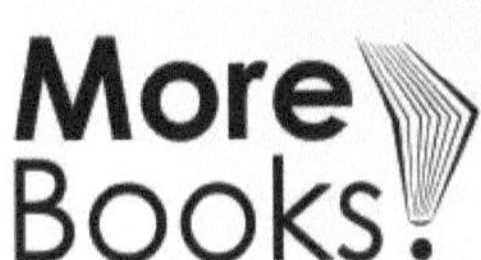

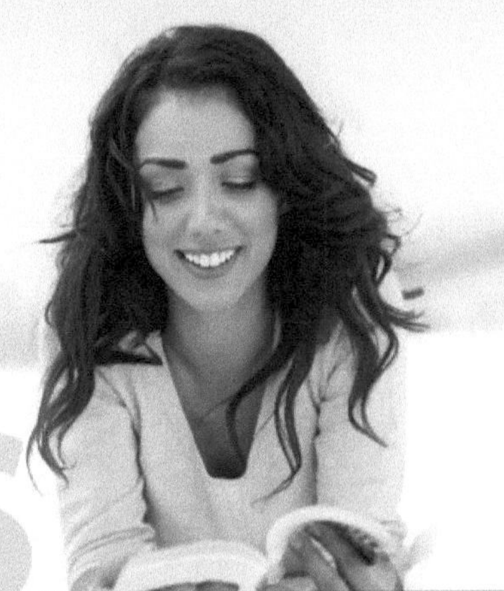

yes
I want morebooks!

Buy your books fast and straightforward online - at one of world's fastest growing online book stores! Environmentally sound due to Print-on-Demand technologies.

Buy your books online at
www.morebooks.shop

Compre os seus livros mais rápido e diretamente na internet, em uma das livrarias on-line com o maior crescimento no mundo! Produção que protege o meio ambiente através das tecnologias de impressão sob demanda.

Compre os seus livros on-line em
www.morebooks.shop

info@omniscriptum.com
www.omniscriptum.com

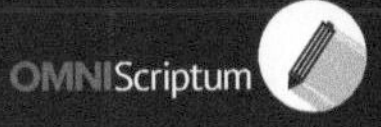

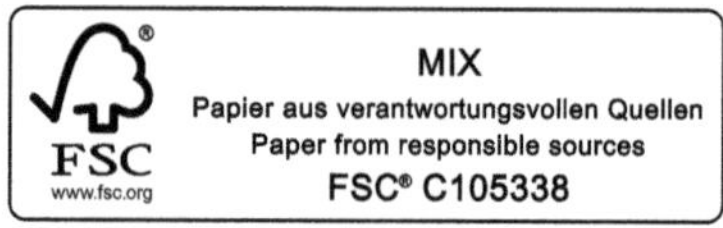

Printed by Books on Demand GmbH, Norderstedt / Germany